歯のおはなしをしよう™

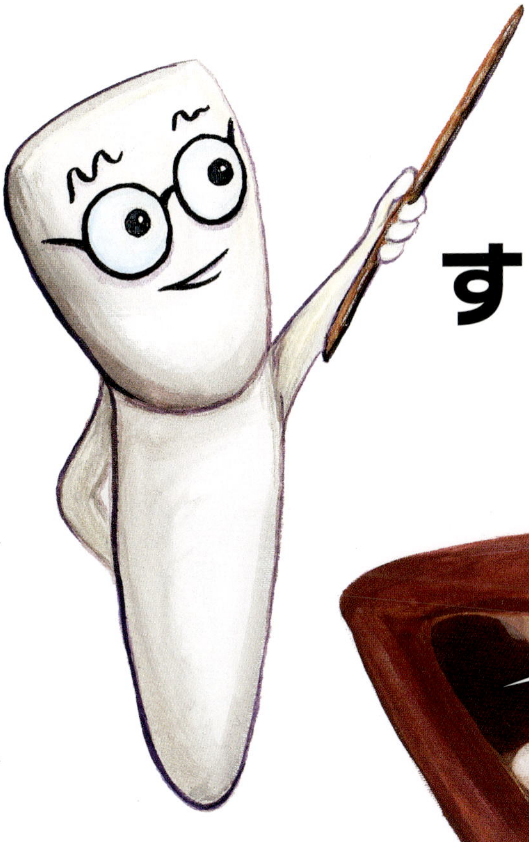

すてきな歯のぼうけん

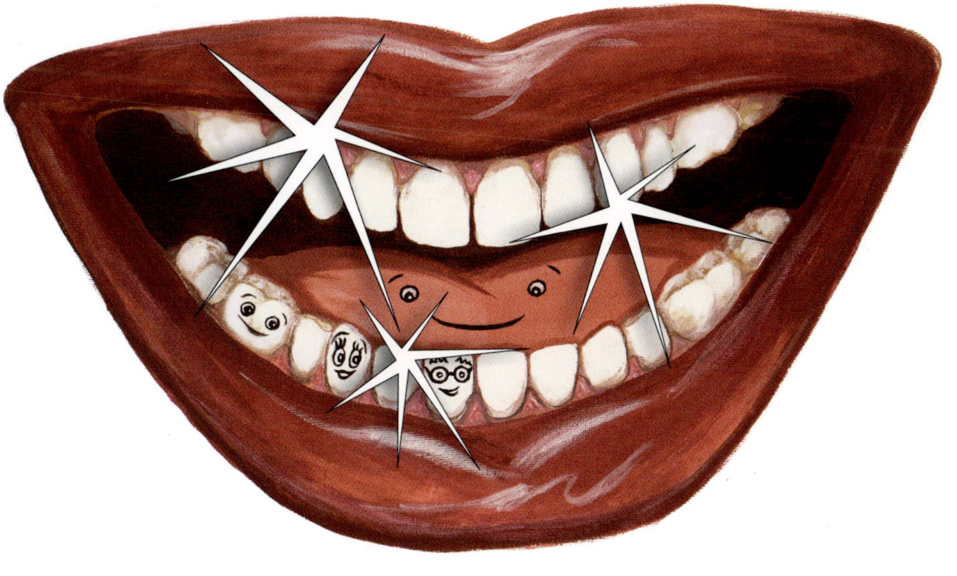

絵と文

ジャネット・フラナリー・コータッド，DDS

歯と、すべて歯について、歯のことだらけのおはなし

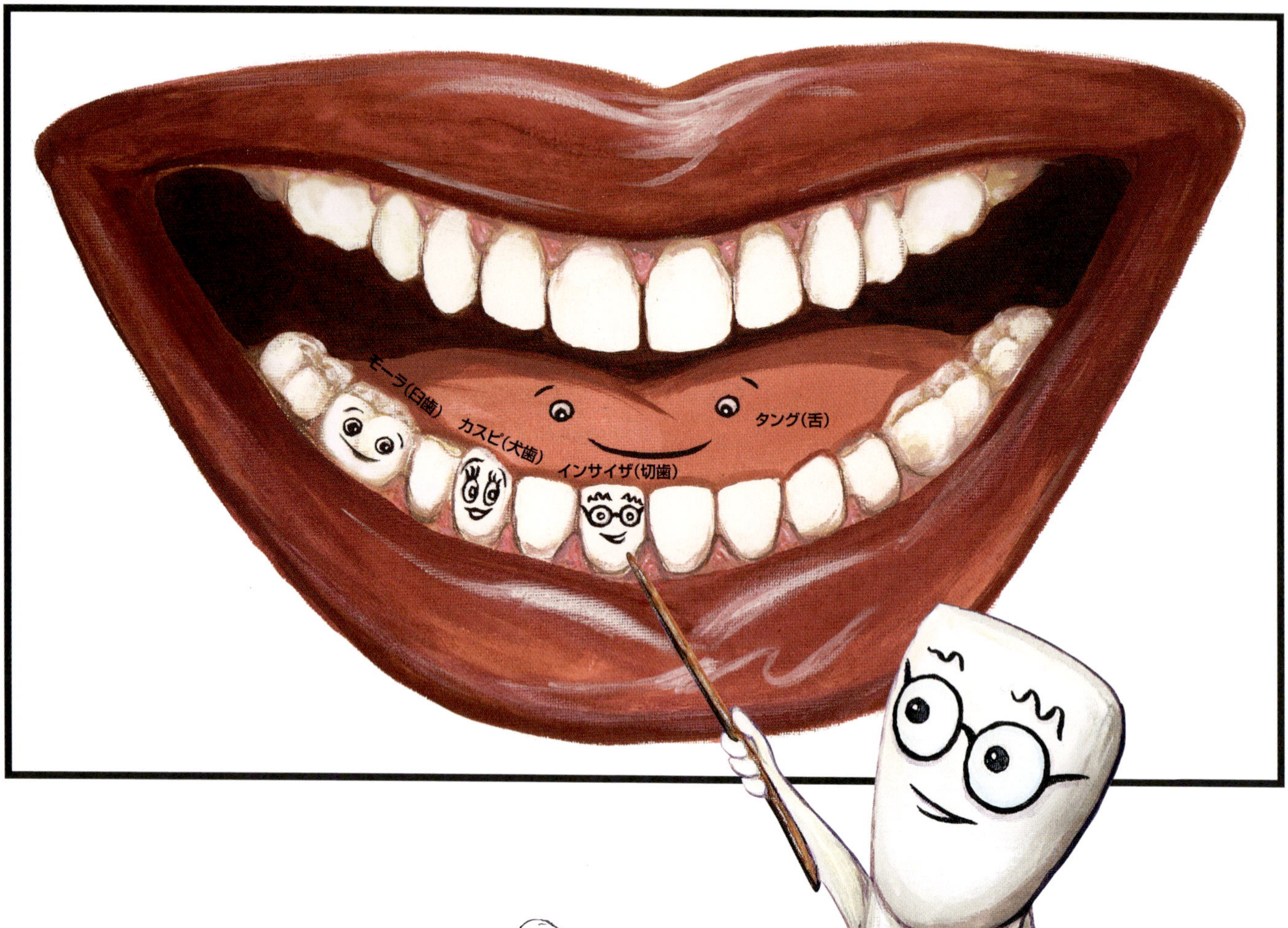

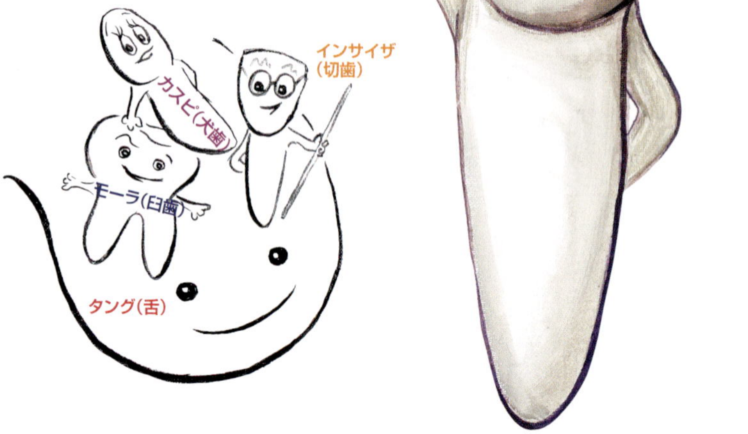

歯のおはなしをしよう
すてきな歯のぼうけん

2013年９月10日　第１版第１刷発行

絵 と 文　ジャネット・フラナリー・コータッド，DDS

発 行 人　佐々木　一高

発 行 所　クインテッセンス出版株式会社
東京都文京区本郷３丁目２番６号　〒113-0033
クイントハウスビル　電話 (03)5842-2270(代表)
(03)5842-2272(営業部)
(03)5842-2279(書籍編集部)
web page address　http://www.quint-j.co.jp/

印刷・製本　サン美術印刷株式会社

ISBN978-4-7812-0321-8　C3047

Edited by Nancy Libbey Mills
Design by Rebecca Finkel, F + P Graphic Design

インサイザのお口についてのひとくちガイド

こんにちは、ぼくはこの絵本『**歯のおはなしをしよう**』を紹介するインサイザだよ。お口の前のほうに住んでいるんだ。もっとも前歯ともいわれているけどね。ぼくのような歯のことを**切歯《せっし》**といって、上に4本と下に4本ずつ生えているんだよ。ぼくの友だちのカスピは**犬歯《けんし》**といって、食べ物をかじったり、裂《さ》いたりするときに、ぼくたち切歯をたすけてくれるんだ。お口の奥にいるモーラは、力強い**臼歯《きゅうし》**のなかの1本だ。彼らはなにがきても、いつでもかむ準備ができているから、タング(＝舌)は食べ物をなんなくかみくだいて飲み込むことができるんだ。ぼくたちは、みんなあわせて**歯のお話チーム**なんだ。

インサイザ、カスピ、モーラよりも

歯医者を愛する

フィンとブリジッドへ捧げる

それは、ぼくたち**全員**にとって
さいこうの朝だったんだ。

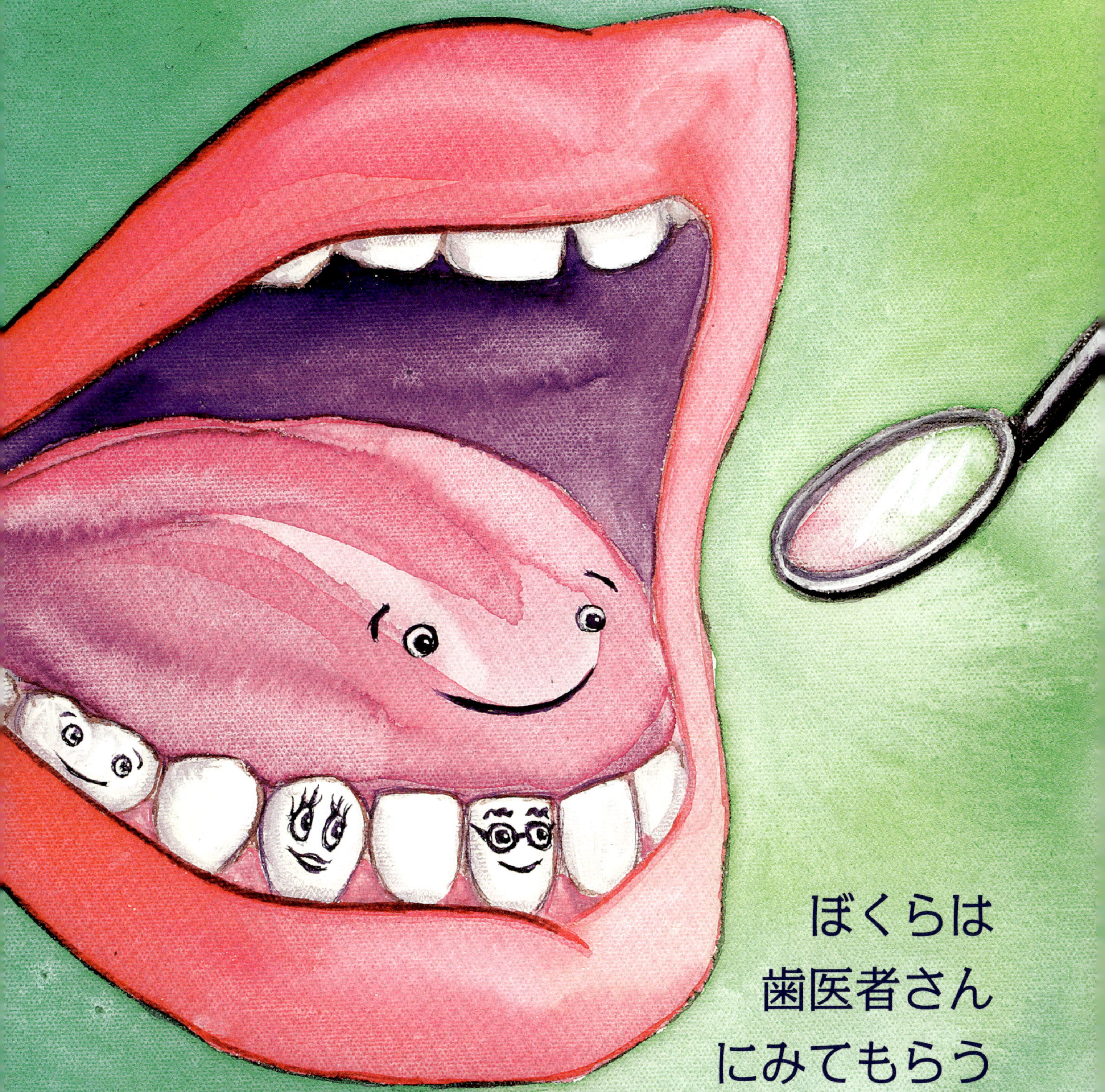

ぼくらは
歯医者さん
にみてもらう
ところで、それがすてきな歯のぼうけんに
なるってわかっていたからさ！

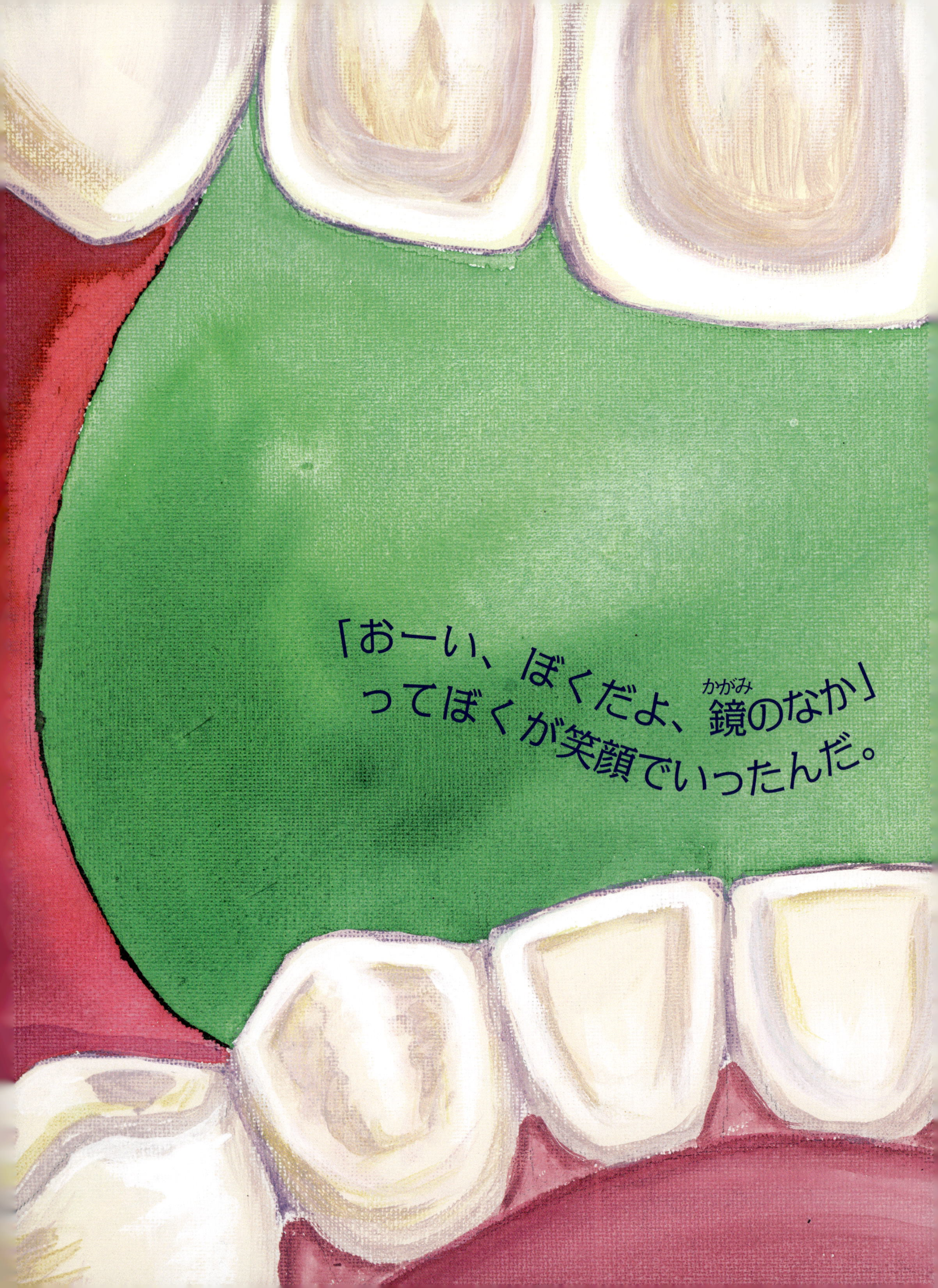

「おーい、ぼくだよ、鏡《かがみ》のなか」
ってぼくが笑顔でいったんだ。

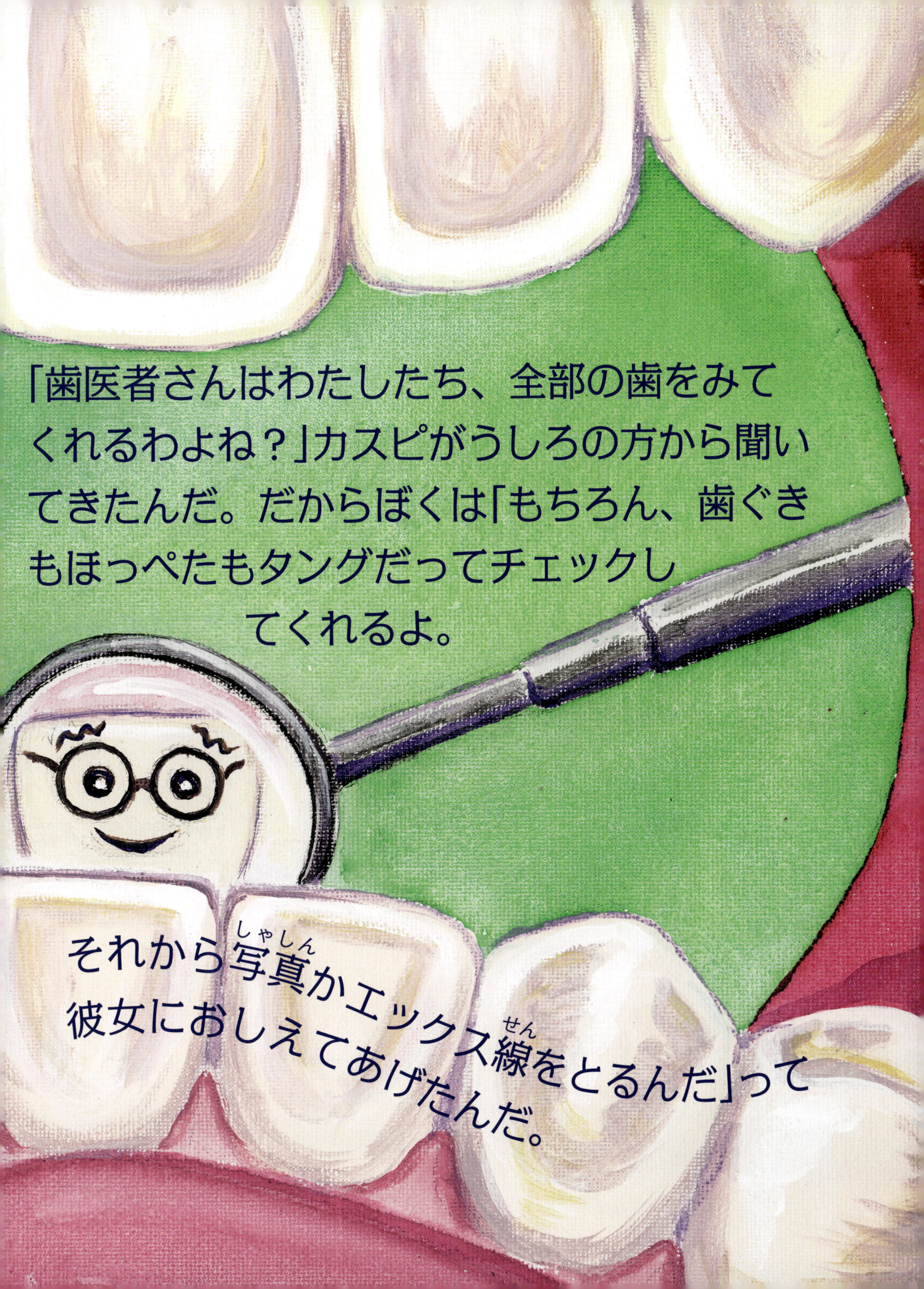

「歯医者さんはわたしたち、全部の歯をみてくれるわよね？」カスピがうしろの方から聞いてきたんだ。だからぼくは「もちろん、歯ぐきもほっぺたもタングだってチェックしてくれるよ。

それから写真《しゃしん》かエックス線《せん》をとるんだ」って彼女におしえてあげたんだ。

「写真ですって?!」

カスピは
きょうみしんしん。

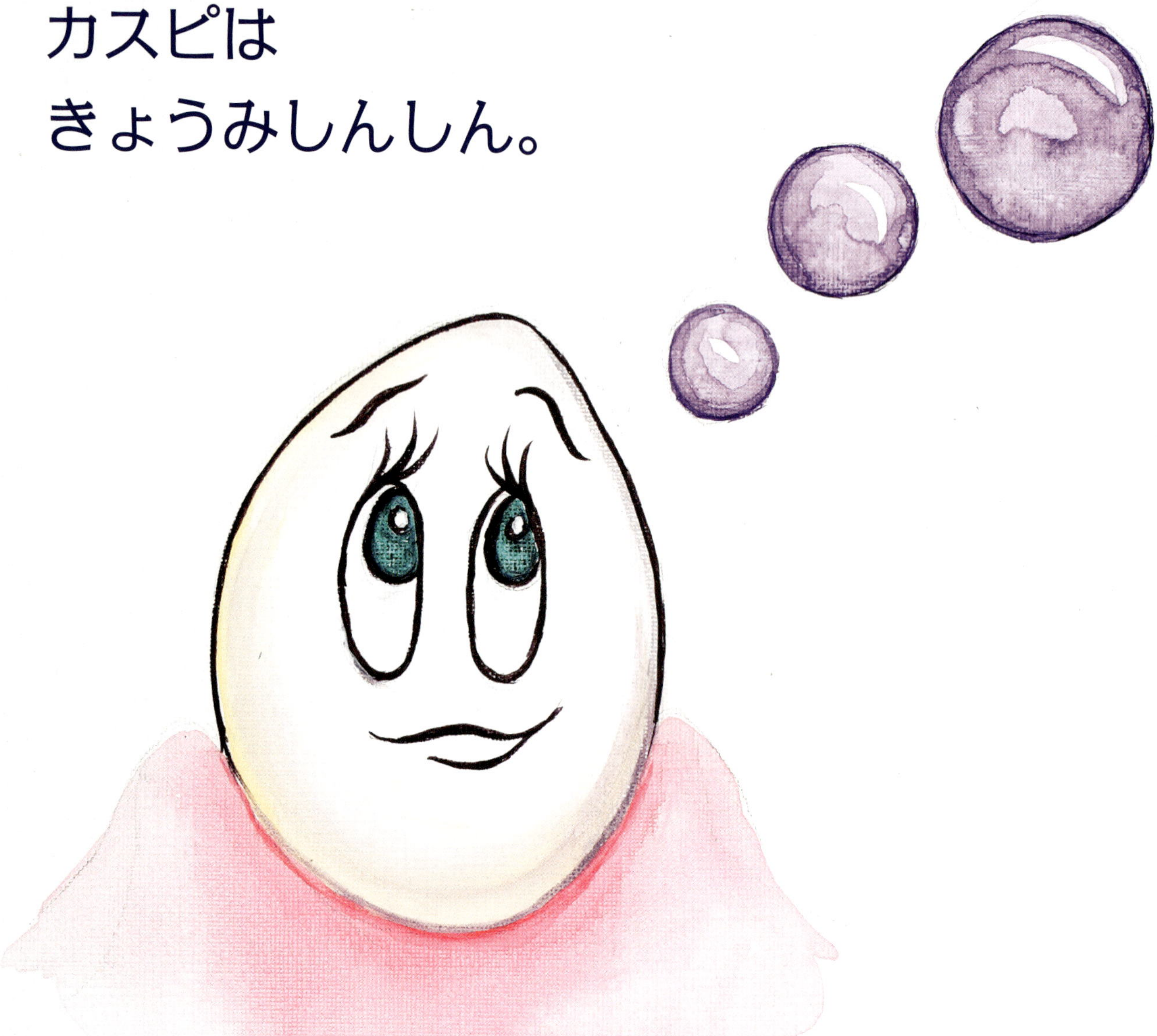

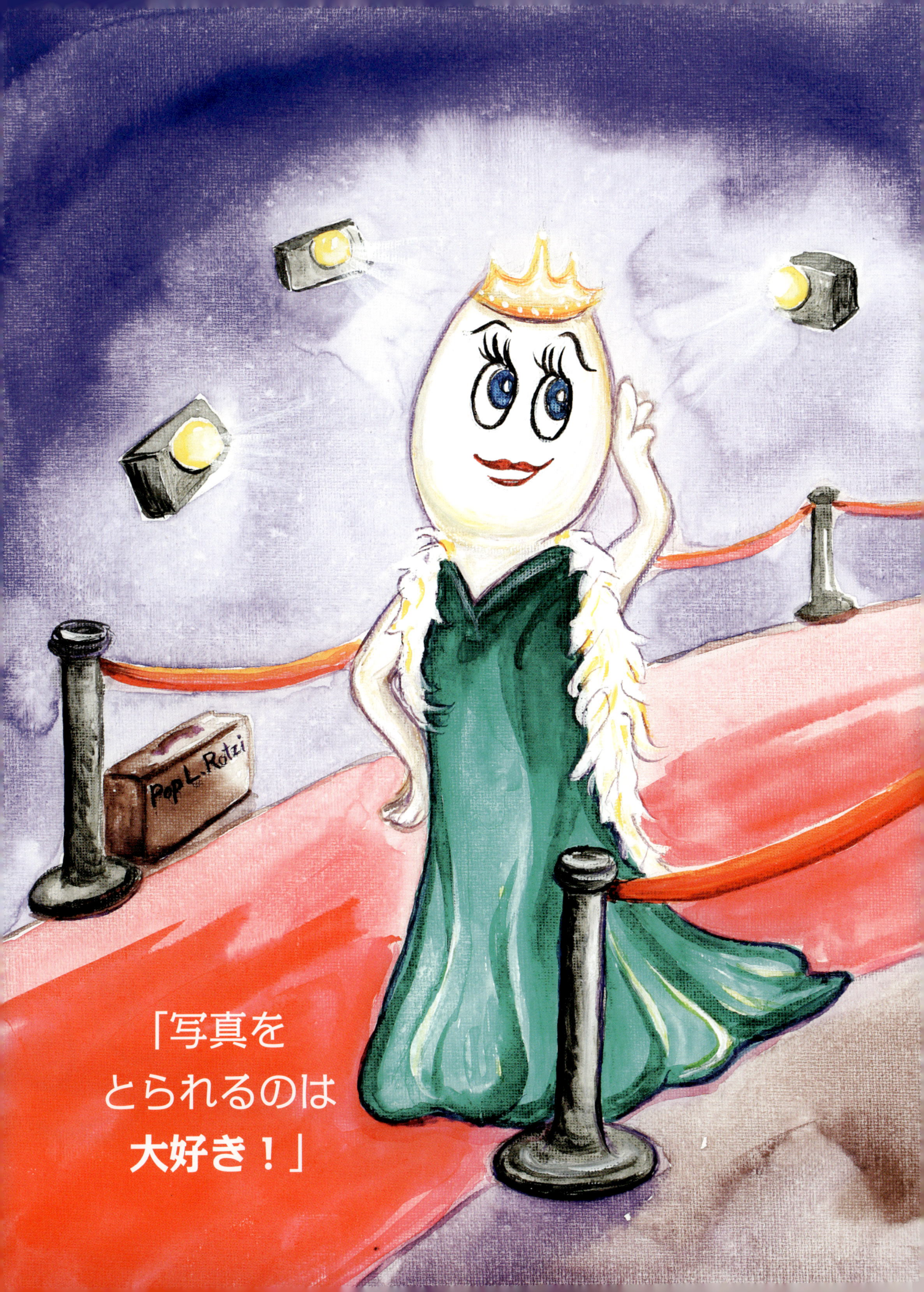

「写真を
とられるのは
大好き！」

「**エックス線**はふつうの
写真とはちょっとちがうよ」
とぼくがいった。

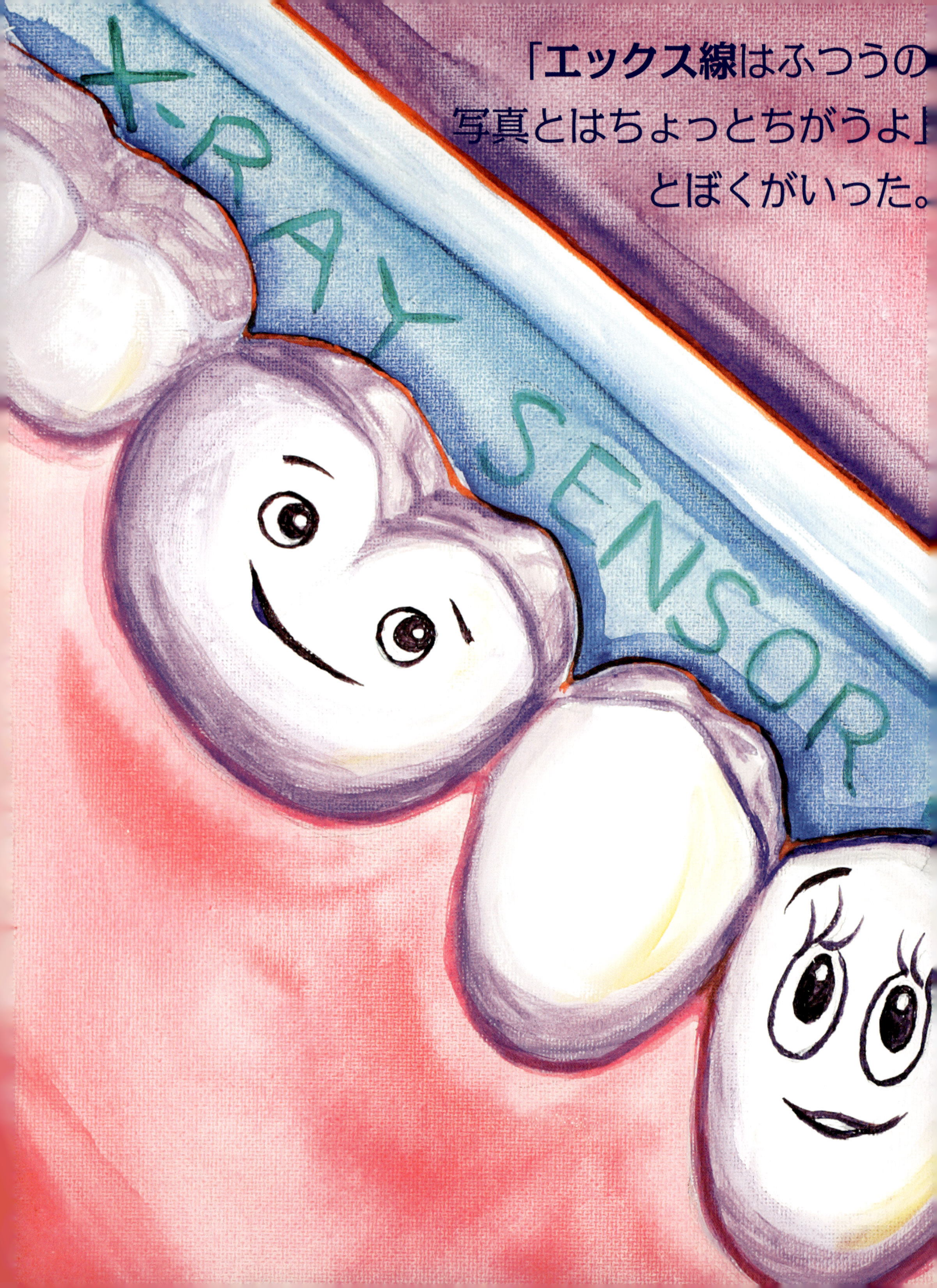

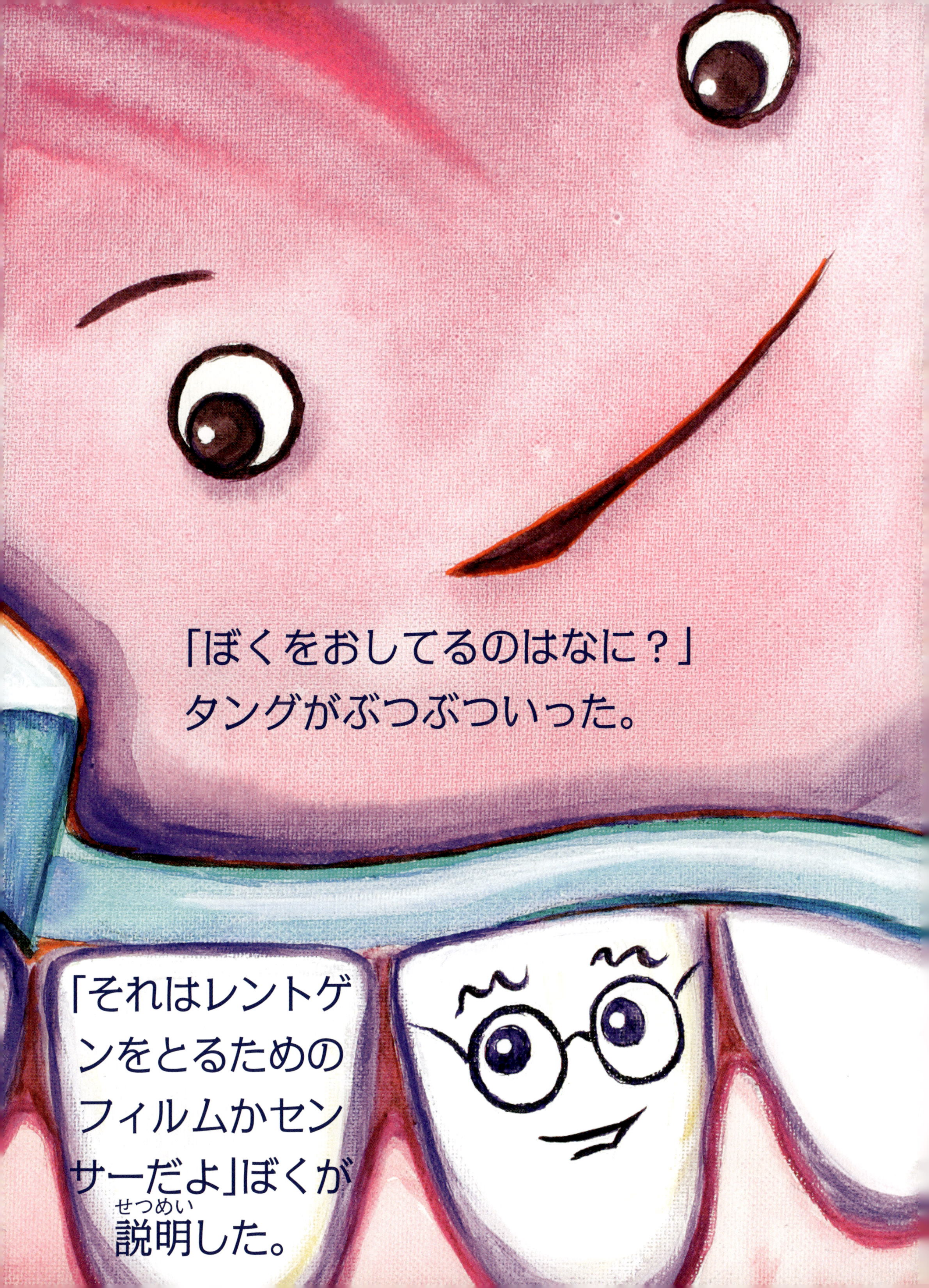

「ぼくをおしてるのはなに？」
タングがぶつぶついった。

「それはレントゲンをとるためのフィルムかセンサーだよ」ぼくが説明《せつめい》した。

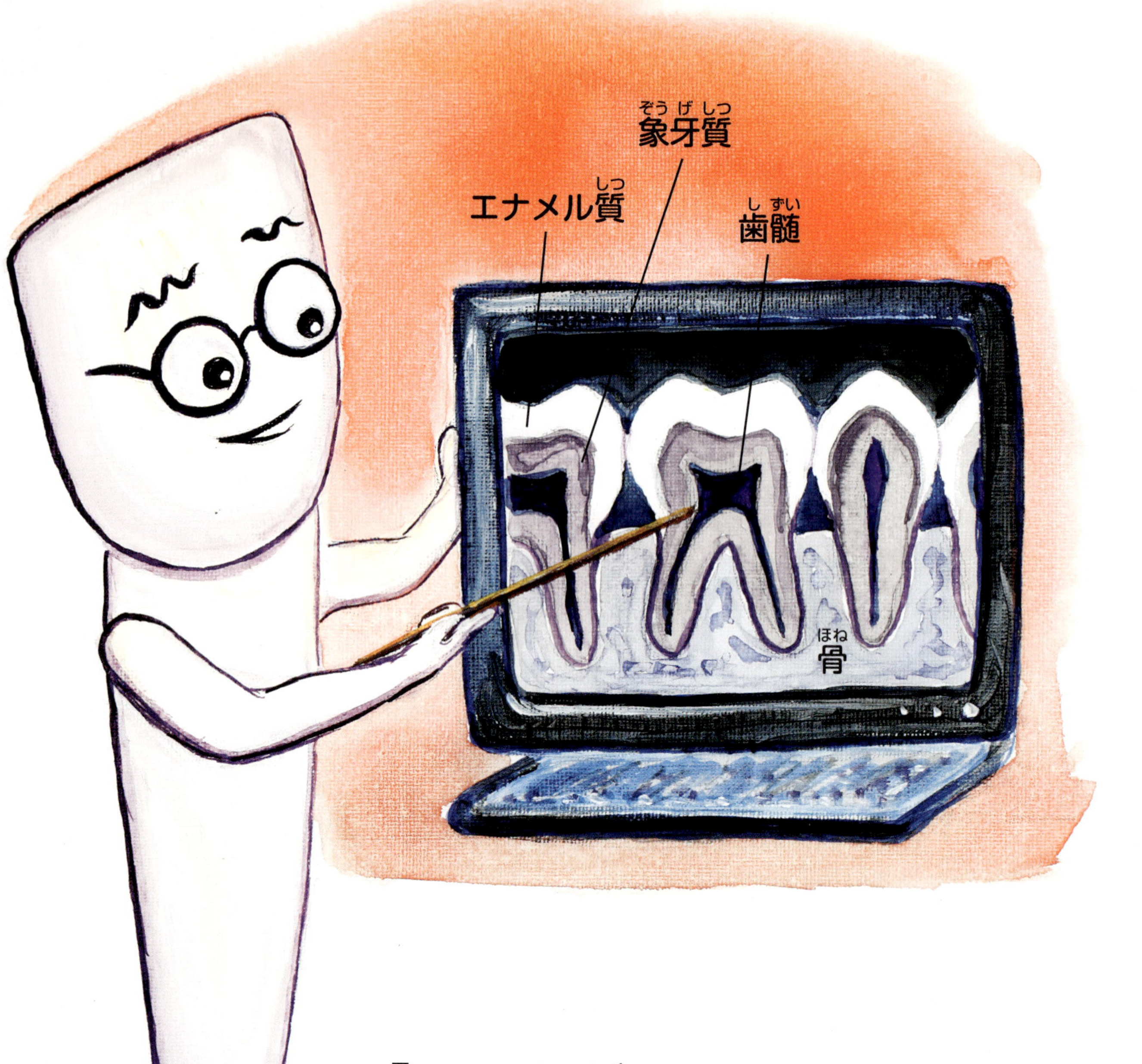

「レントゲンは
ぼくらと骨の内側の
ふつう見えない層をうつしてくれるんだ。
歯医者さんはそのレントゲン写真を見て、
歯が健康《けんこう》かどうかわかるんだよ。

そして歯医者さんはエキスプローラーを
使ってぼくらをチェックするんだ」

「いい感じ〜」モーラがため息をついた。
「なんてあたたかいライトと孫《まご》の手なんだ—
おい、もうちょっと右《みぎ》だよ！」

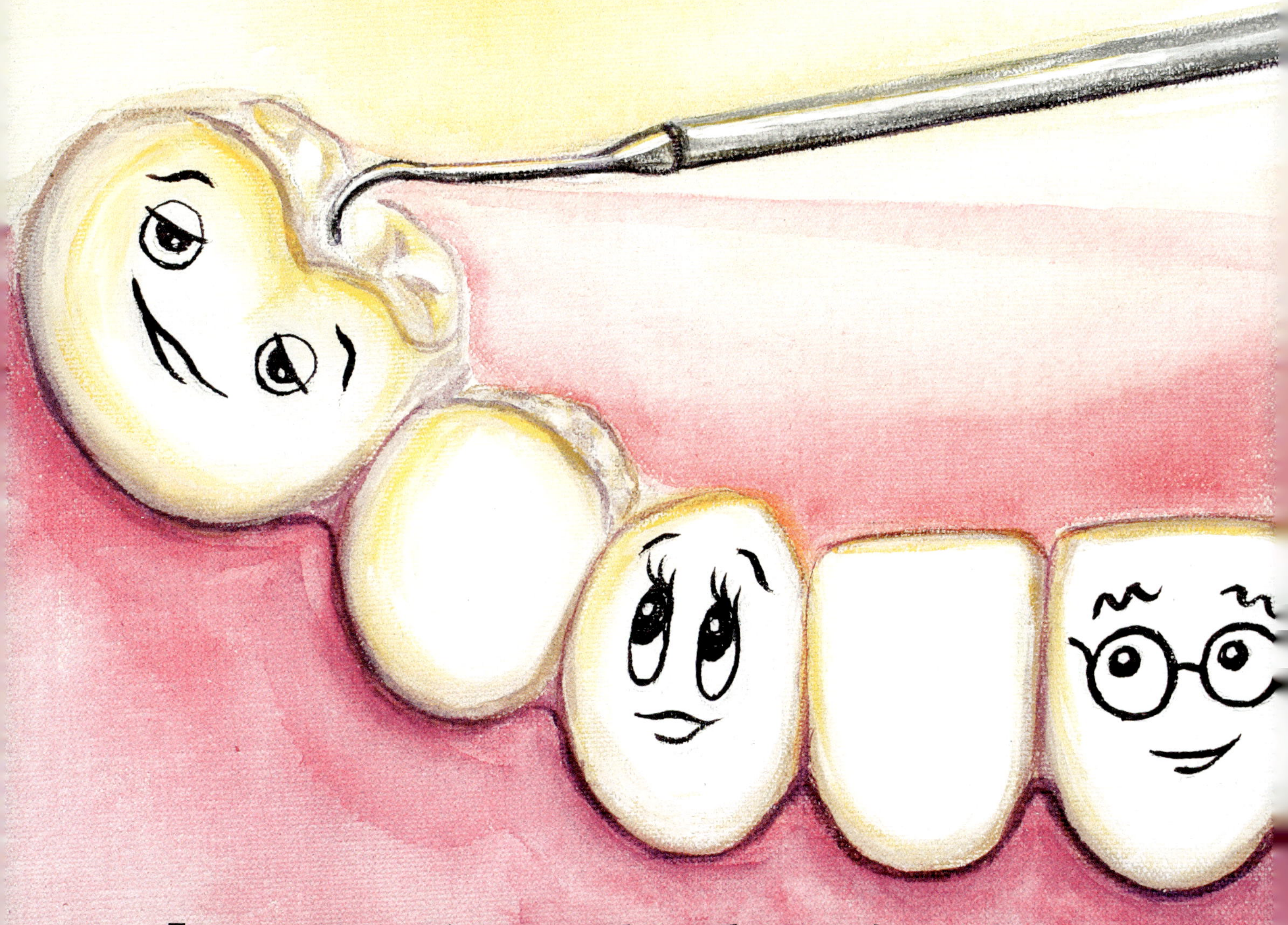

「モーラ、それは孫の手じゃないよ。
覚《おぼ》えてないの？ それはエキスプローラーだよ」

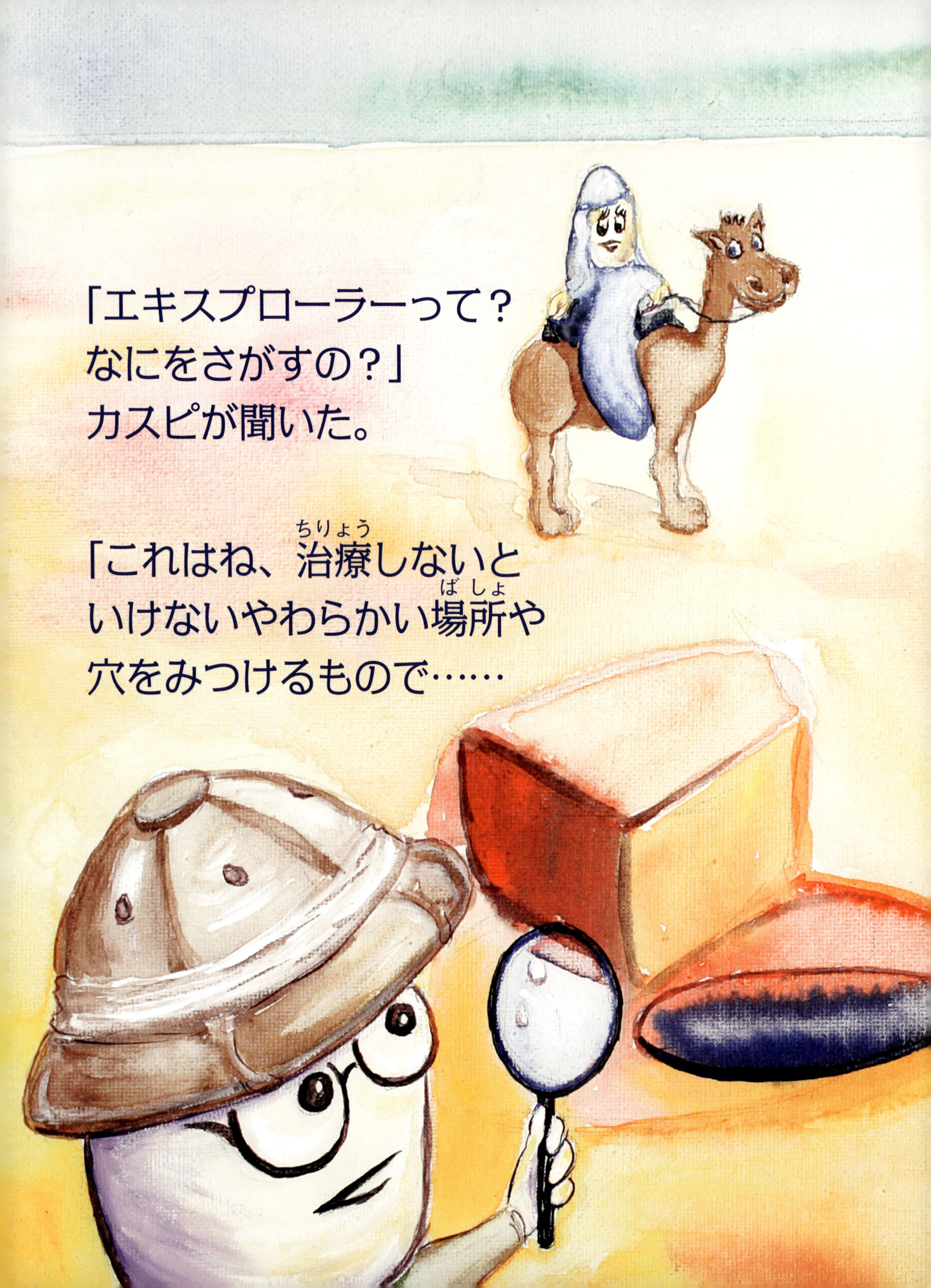

「エキスプローラーって？
なにをさがすの？」
カスピが聞いた。

「これはね、治療《ちりょう》しないと
いけないやわらかい場所《ばしょ》や
穴をみつけるもので……

歯のキラキラした表面に
かくれている、かたくて、
歯にへばりついたものも
さがしだしてくれるんだ」

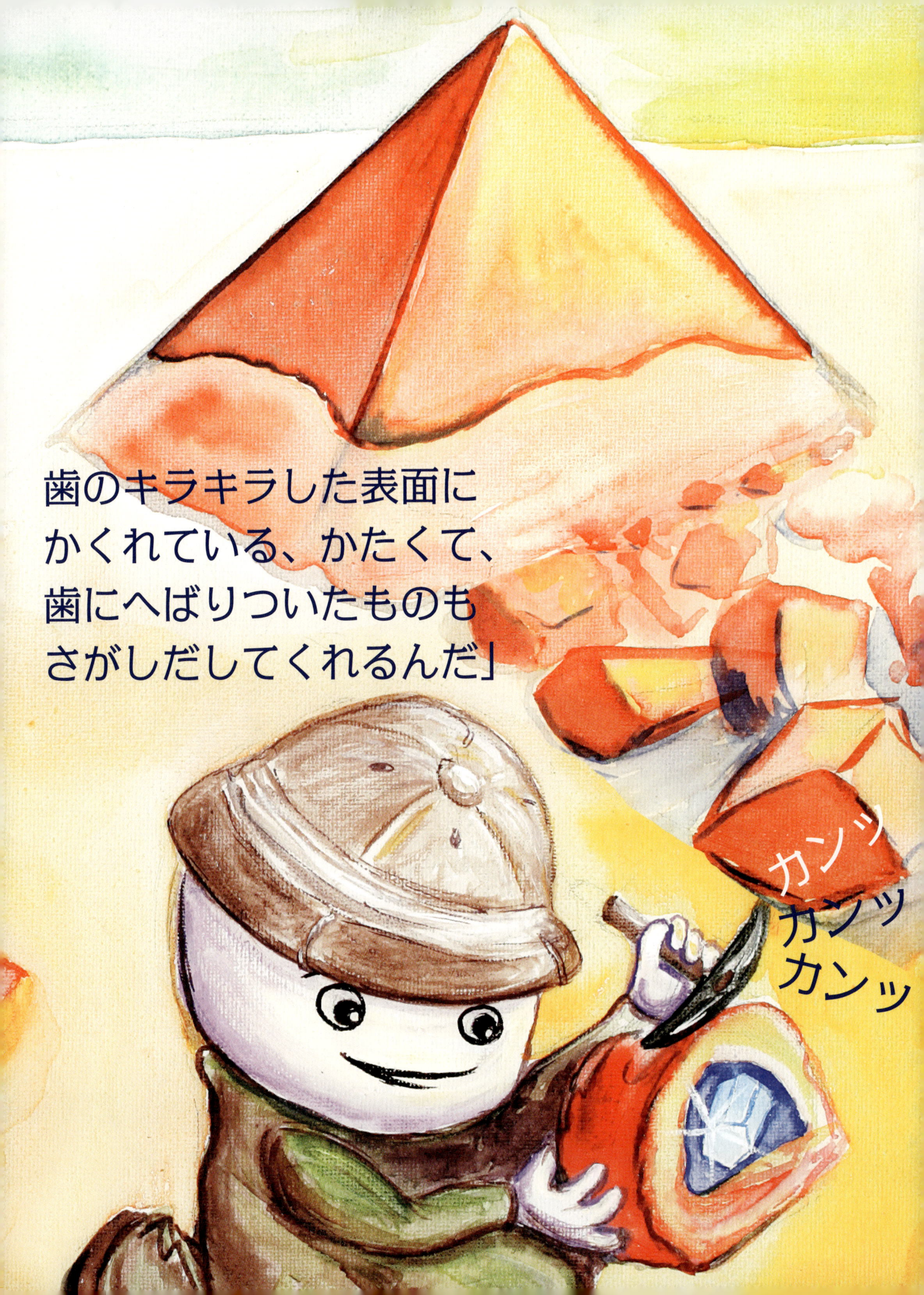

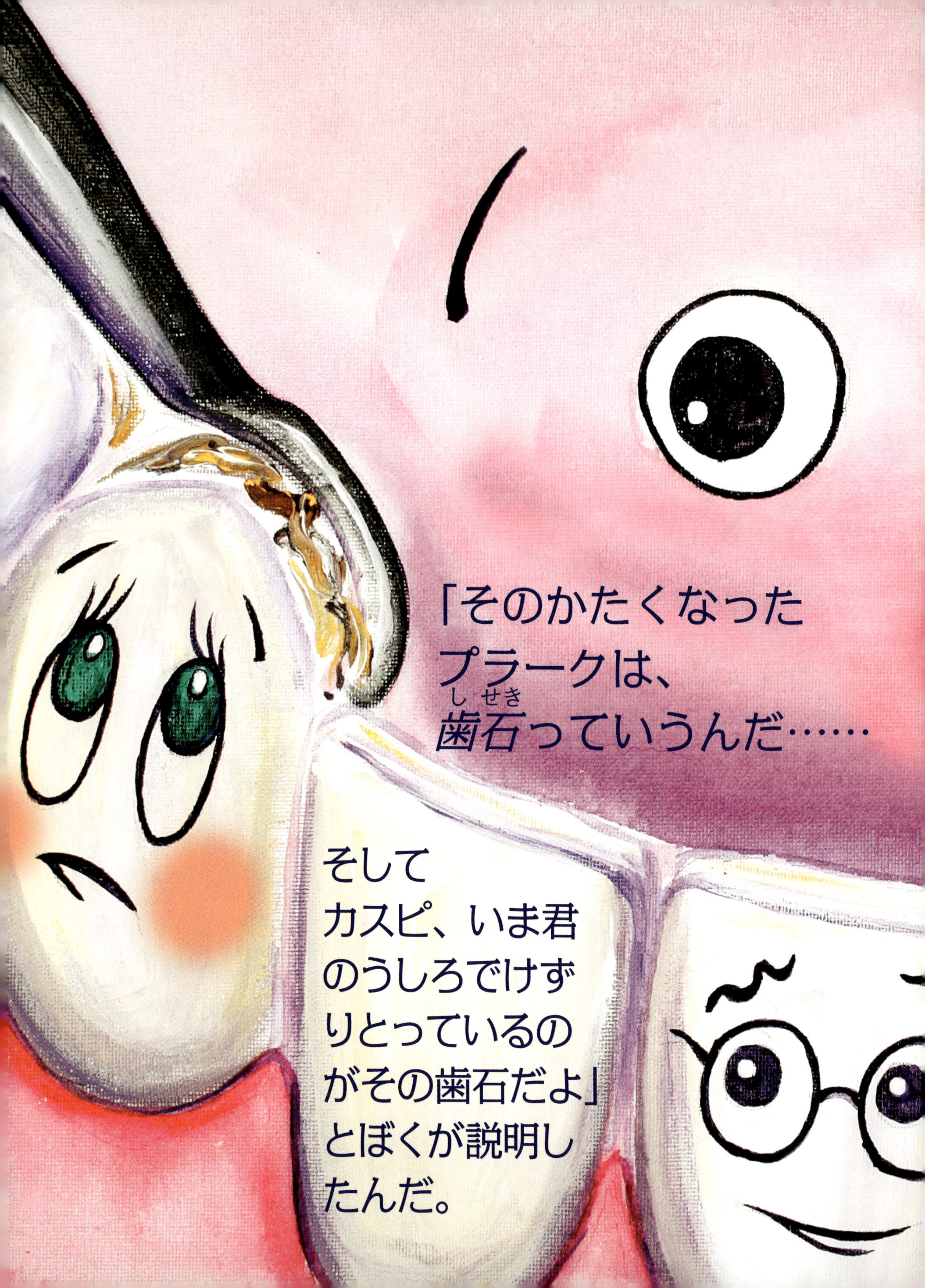

「そのかたくなった
プラークは、
歯《し》石《せき》っていうんだ……

そして
カスピ、いま君
のうしろでけず
りとっているの
がその歯石だよ」
とぼくが説明し
たんだ。

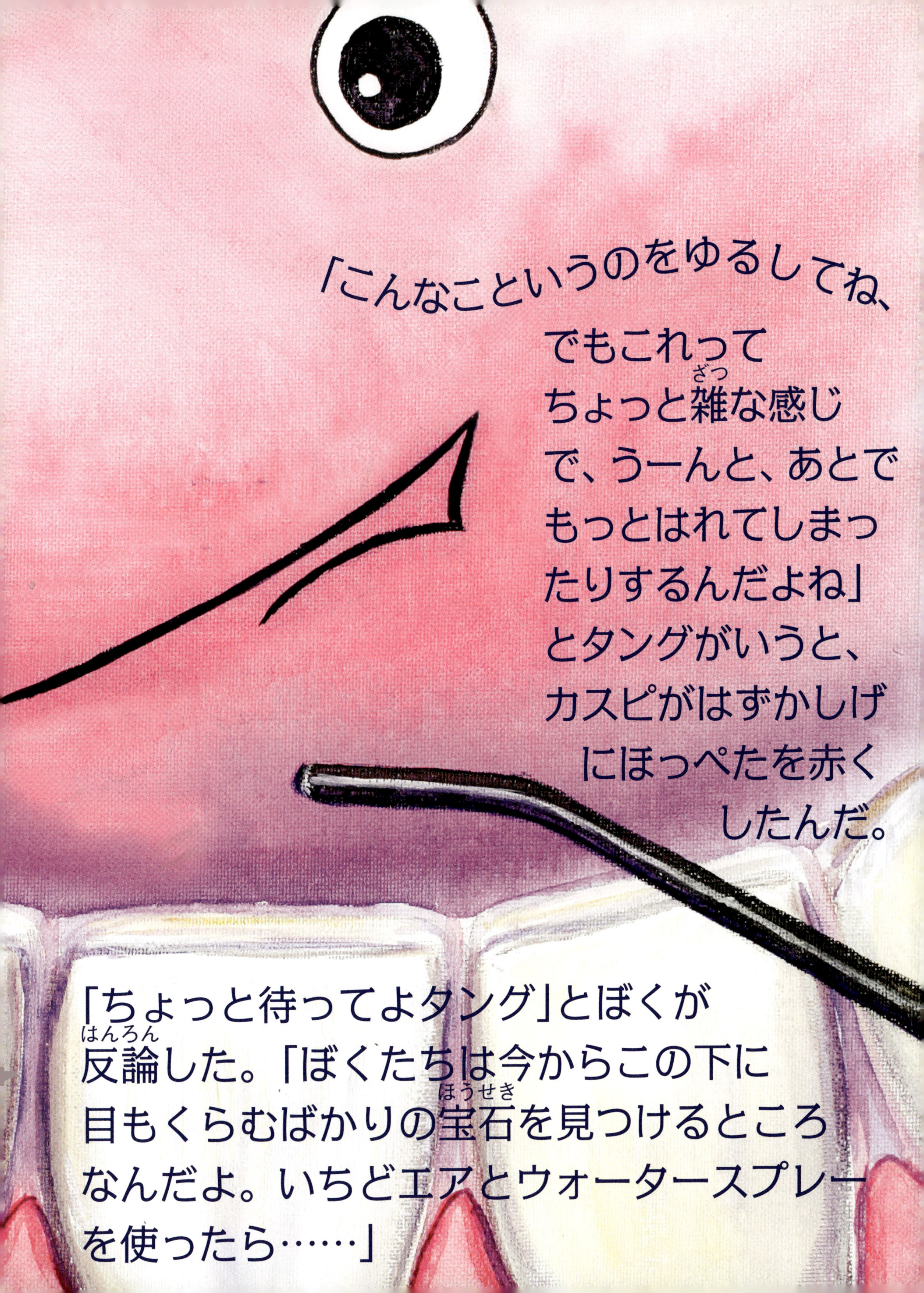

「こんなこというのをゆるしてね、
でもこれって
ちょっと雑《ざつ》な感じ
で、うーんと、あとで
もっとはれてしまっ
たりするんだよね」
とタングがいうと、
カスピがはずかしげ
にほっぺたを赤く
したんだ。

「ちょっと待ってよタング」とぼくが
反論《はんろん》した。「ぼくたちは今からこの下に
目もくらむばかりの宝石《ほうせき》を見つけるところ
なんだよ。いちどエアとウォータースプレー
を使ったら……」

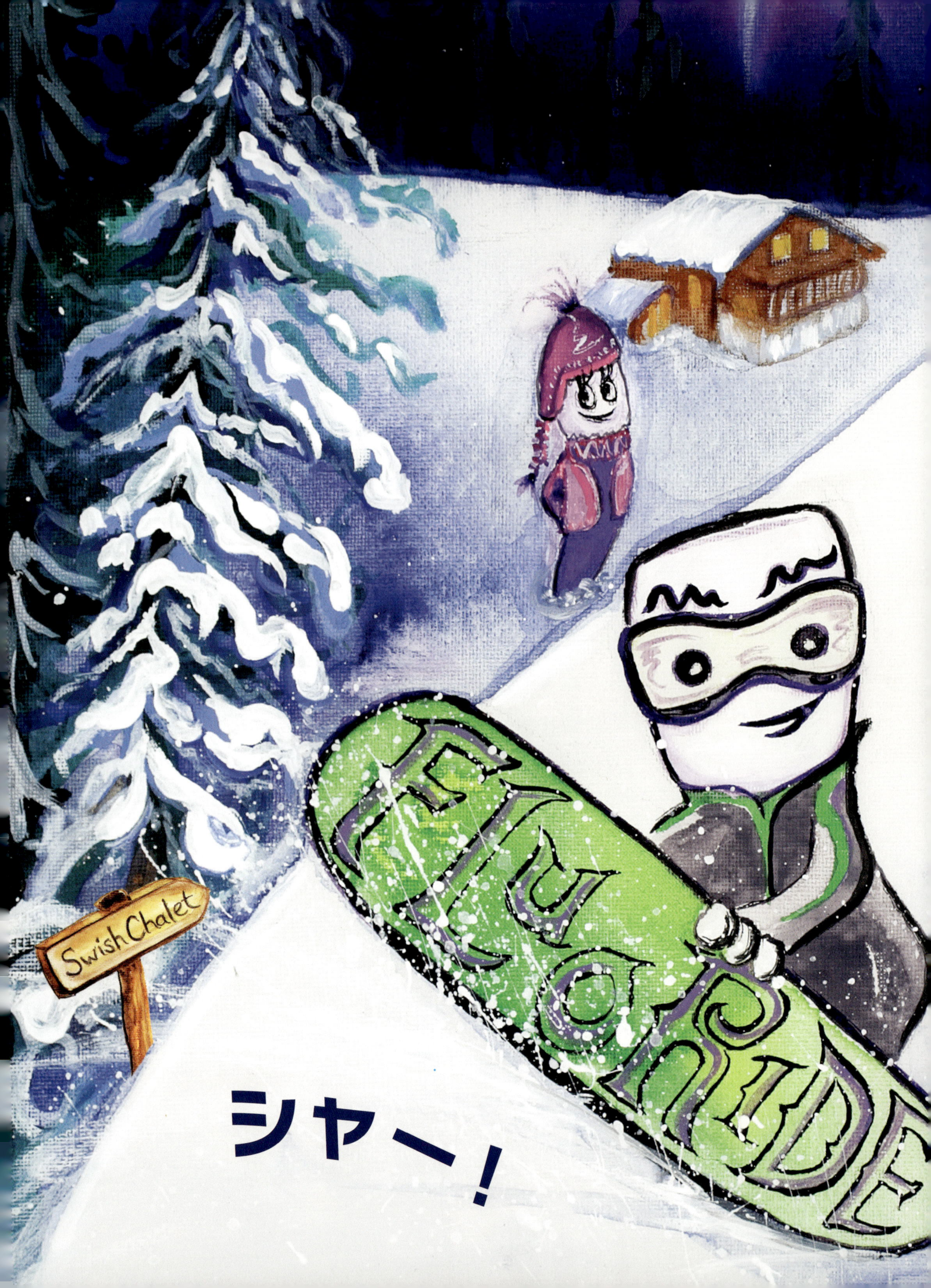

シャー！

「わお！なんて気持ちのいいスプレーなんだ！」
ぼくたちははしゃいだ。

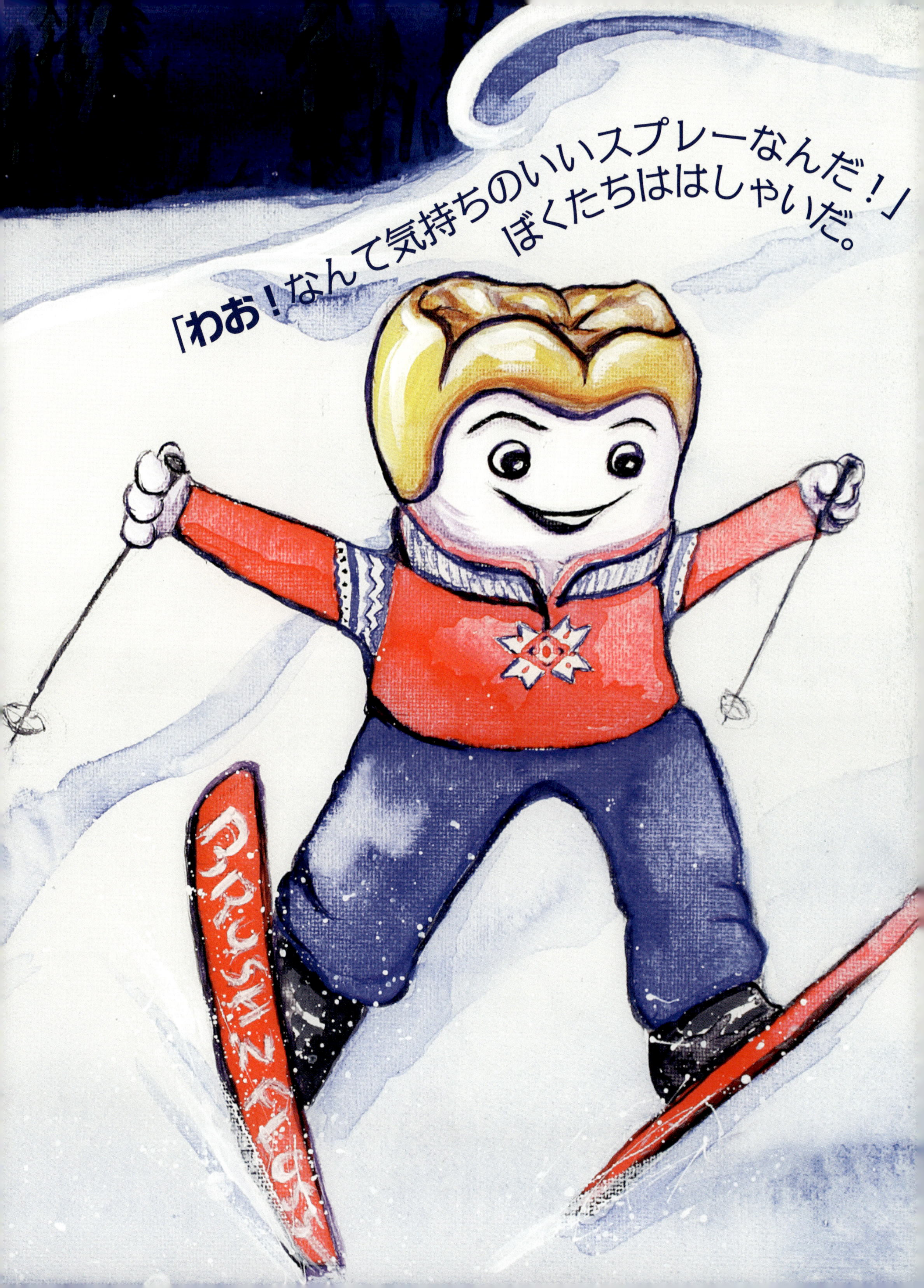

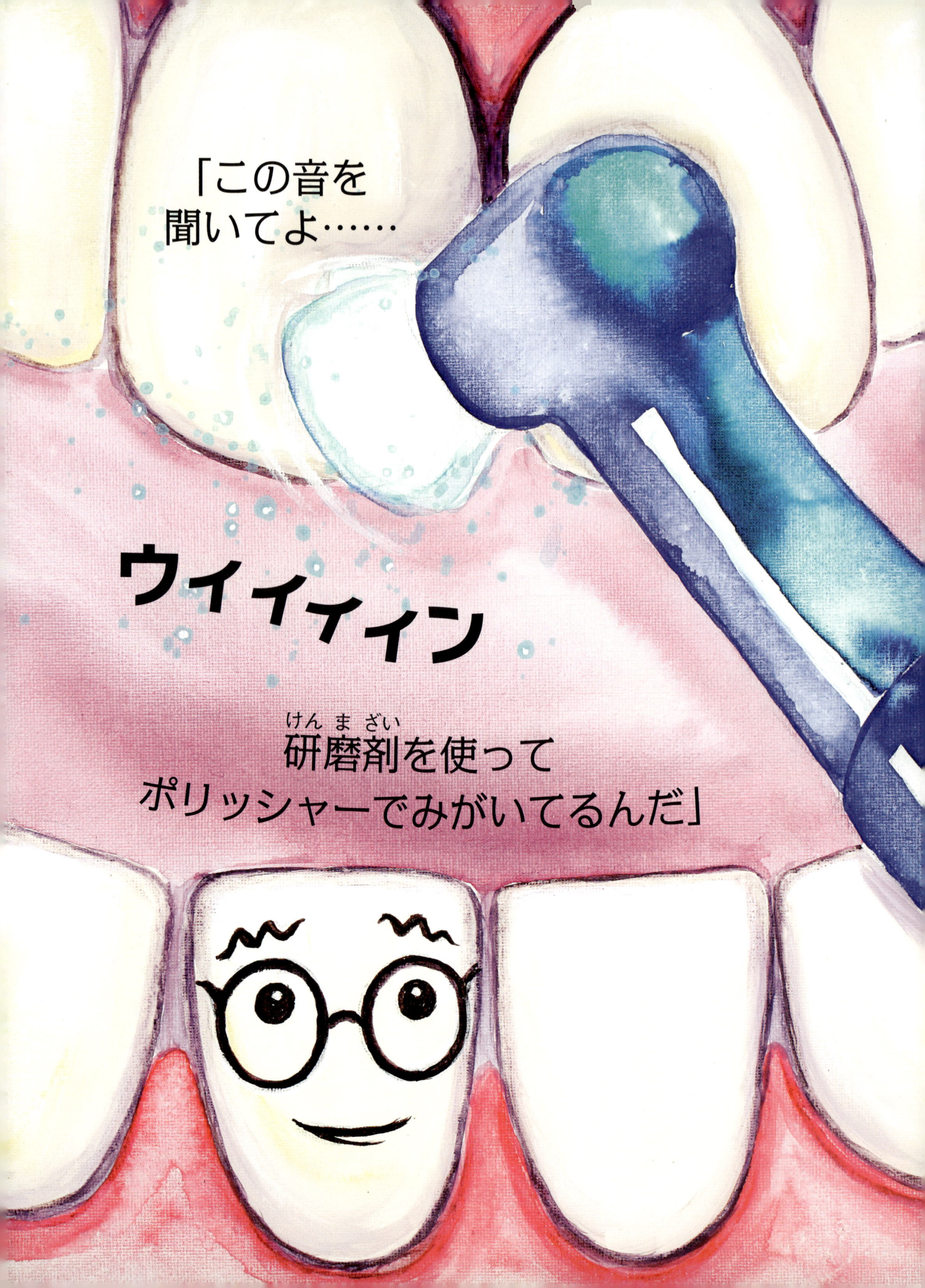

「この音を
聞いてよ……

ウイイイイン

研磨剤《けんまざい》を使って
ポリッシャーでみがいてるんだ」

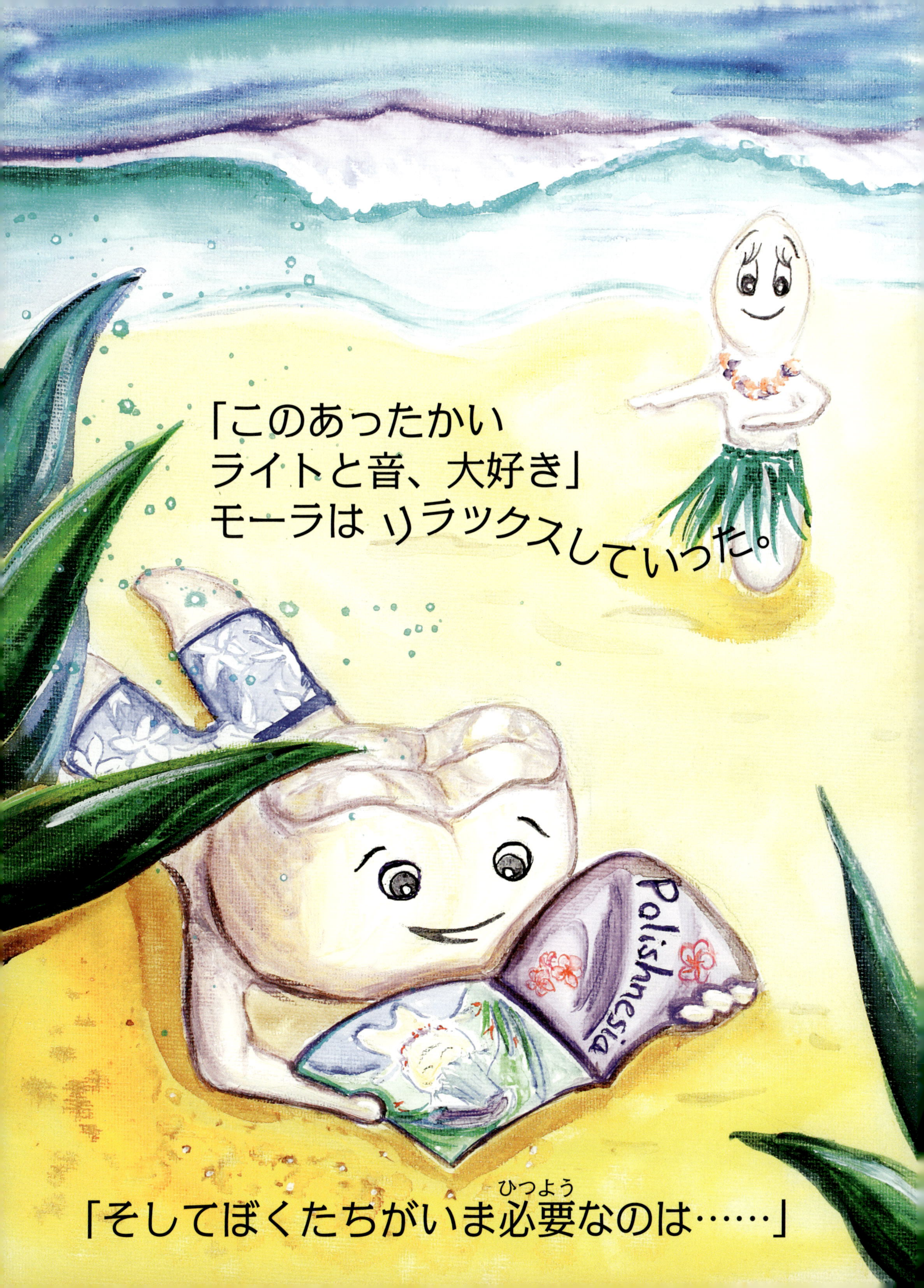

「このあったかい
ライトと音、大好き」
モーラは リラックスしていった。

「そしてぼくたちがいま必要《ひつよう》なのは……」

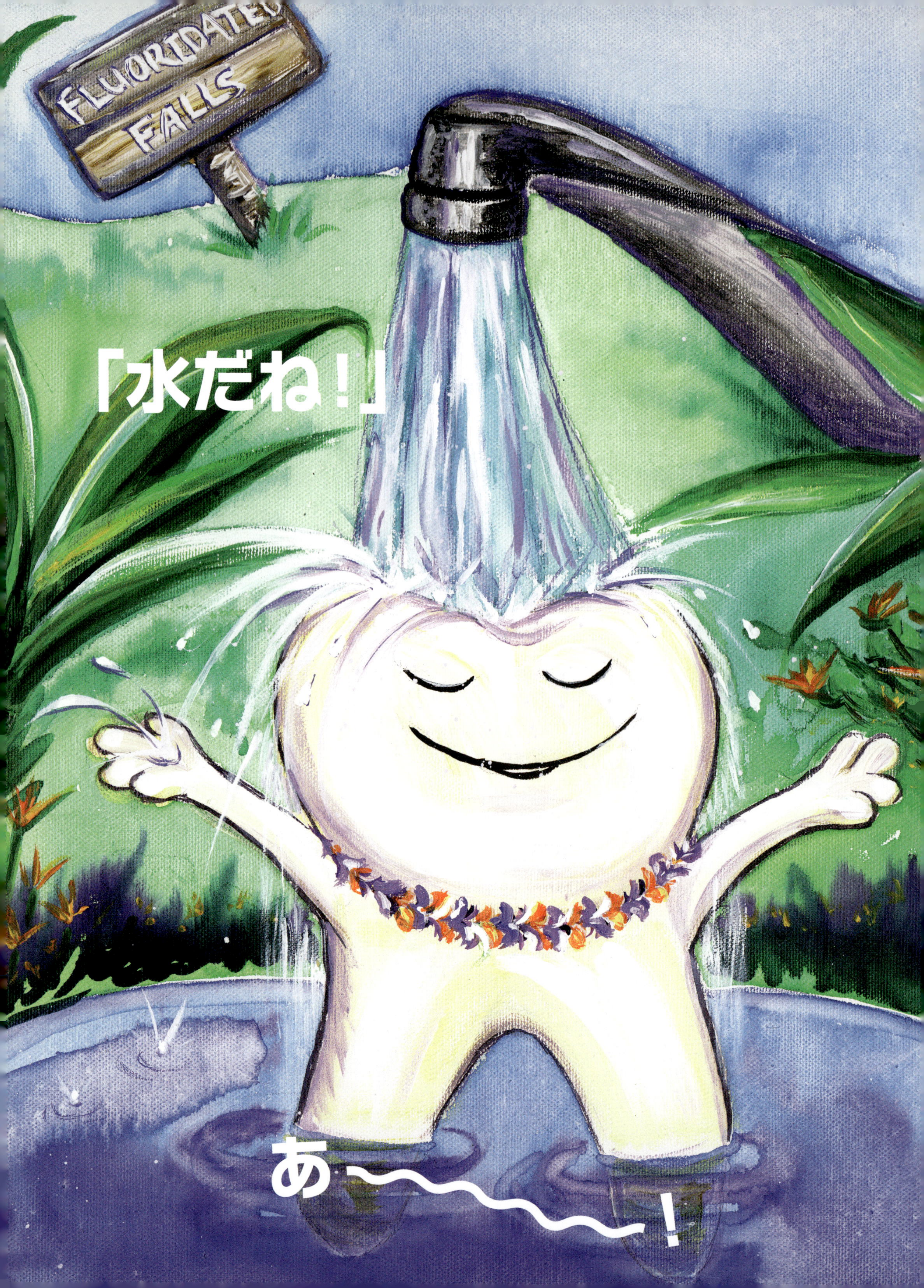
FLUORIDATED FALLS
「水だね！」
あ〜〜〜！

「失礼《しつれい》、モーラ」

ぼくはつぎのトリートメントを伝えるために、
彼のシャワーを邪魔《じゃま》しなくてはいけなかった。

「青い光があたったら
魔法《まほう》のように
かたくなる
やわらかくて白いもの
(シーラント)で、
きみの溝《みぞ》を
ぜんぶ守るんだよ。
それじゃあ、目を閉じて、
そして……」

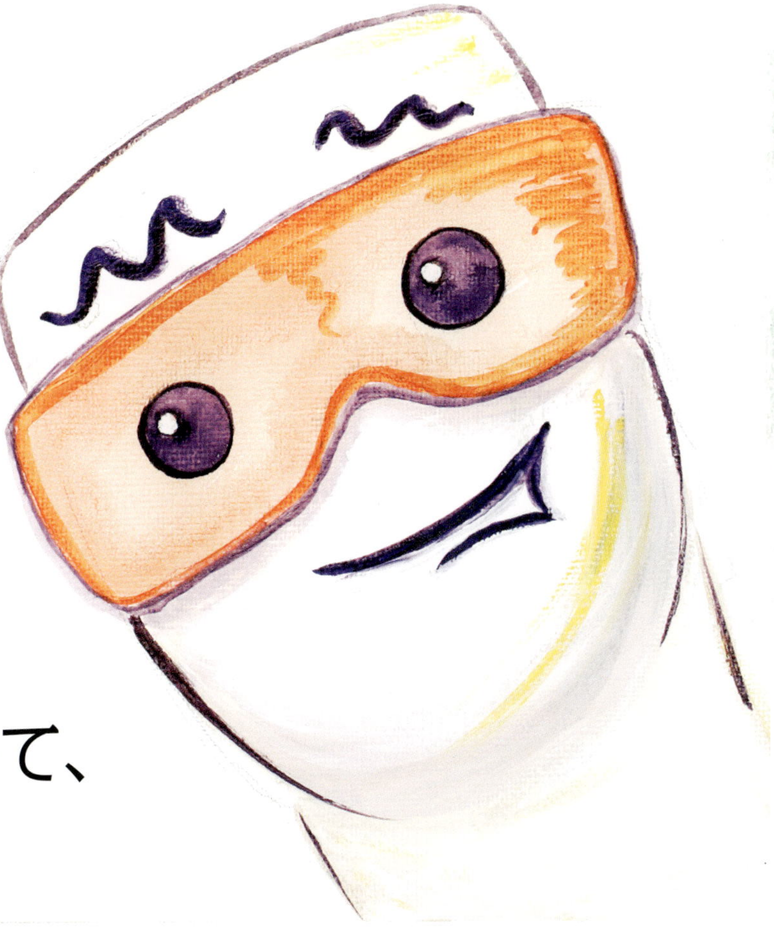

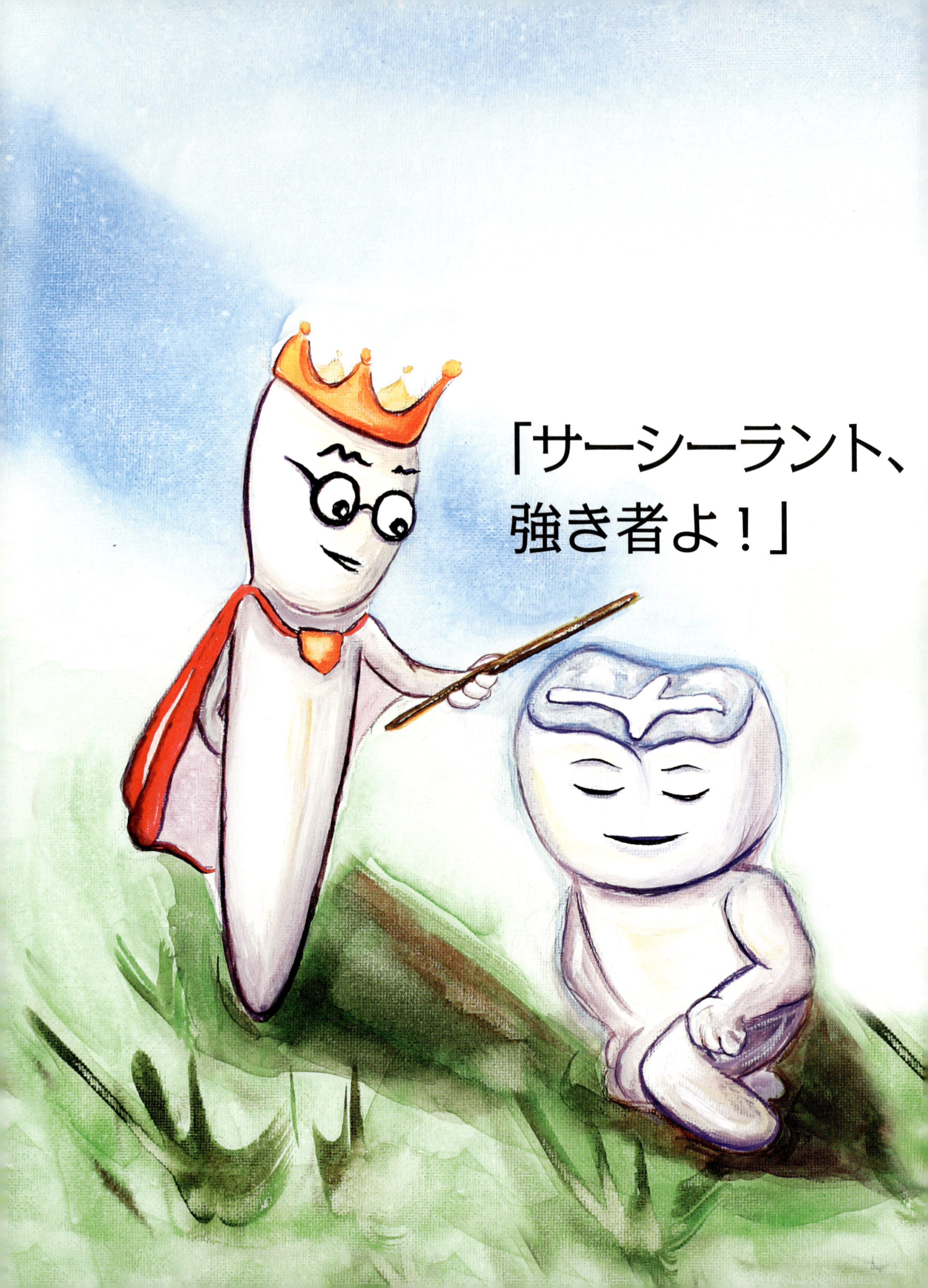

「サーシーラント、
強き者よ！」

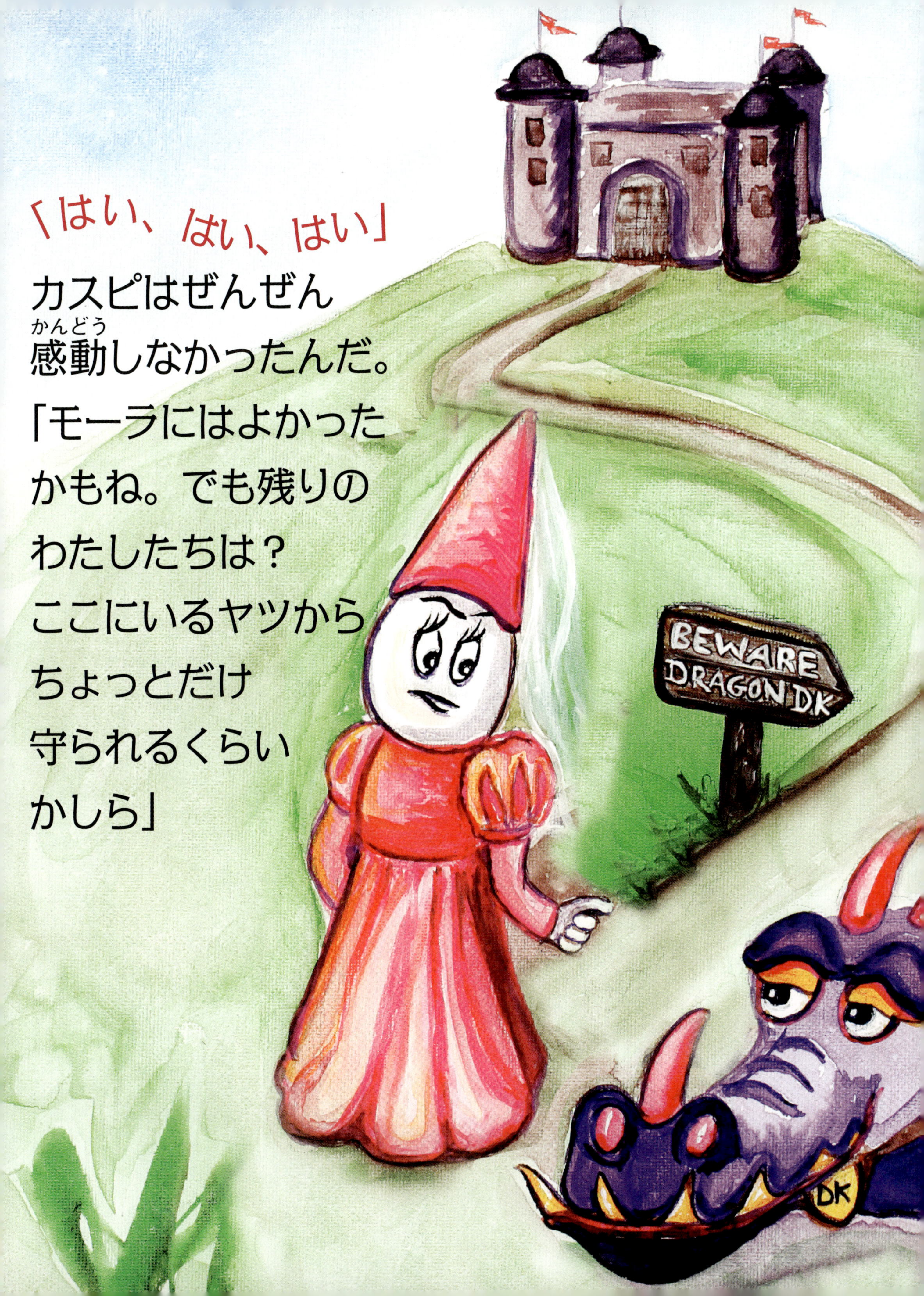

「はい、はい、はい」
カスピはぜんぜん
感動《かんどう》しなかったんだ。
「モーラにはよかった
かもね。でも残りの
わたしたちは？
ここにいるヤツから
ちょっとだけ
守られるくらい
かしら」

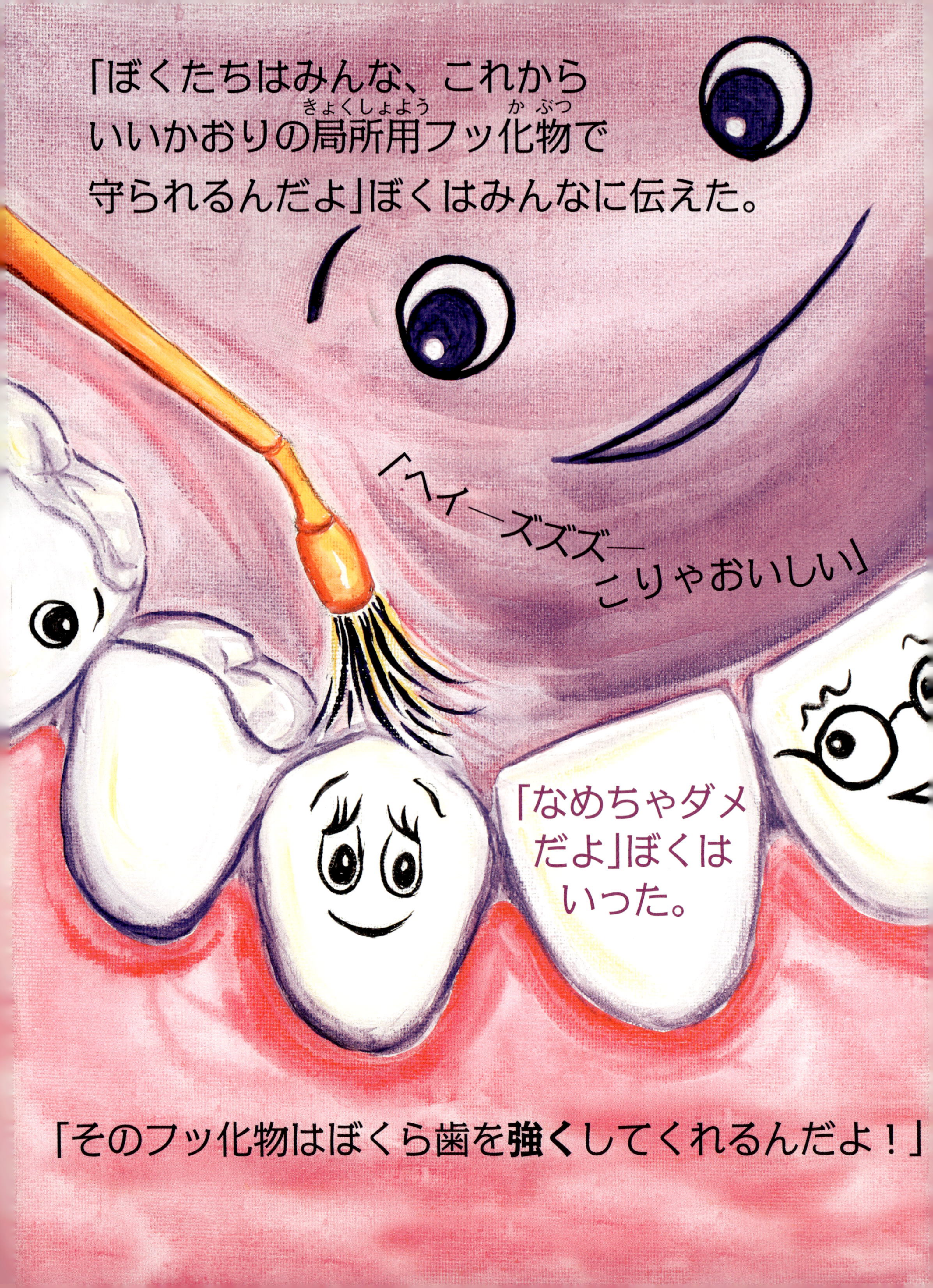

「ぼくたちはみんな、これから
いいかおりの局所用《きょくしょよう》フッ化物《かぶつ》で
守られるんだよ」ぼくはみんなに伝えた。

「ヘイーズズズー
こりゃおいしい」

「なめちゃダメ
だよ」ぼくは
いった。

「そのフッ化物はぼくら歯を**強く**してくれるんだよ！」

「そうしたら、ぼくらは
フッ化物で**とっても強く**
守られてるんだから、
ちょっと気楽《きらく》に
やすめるんだ……

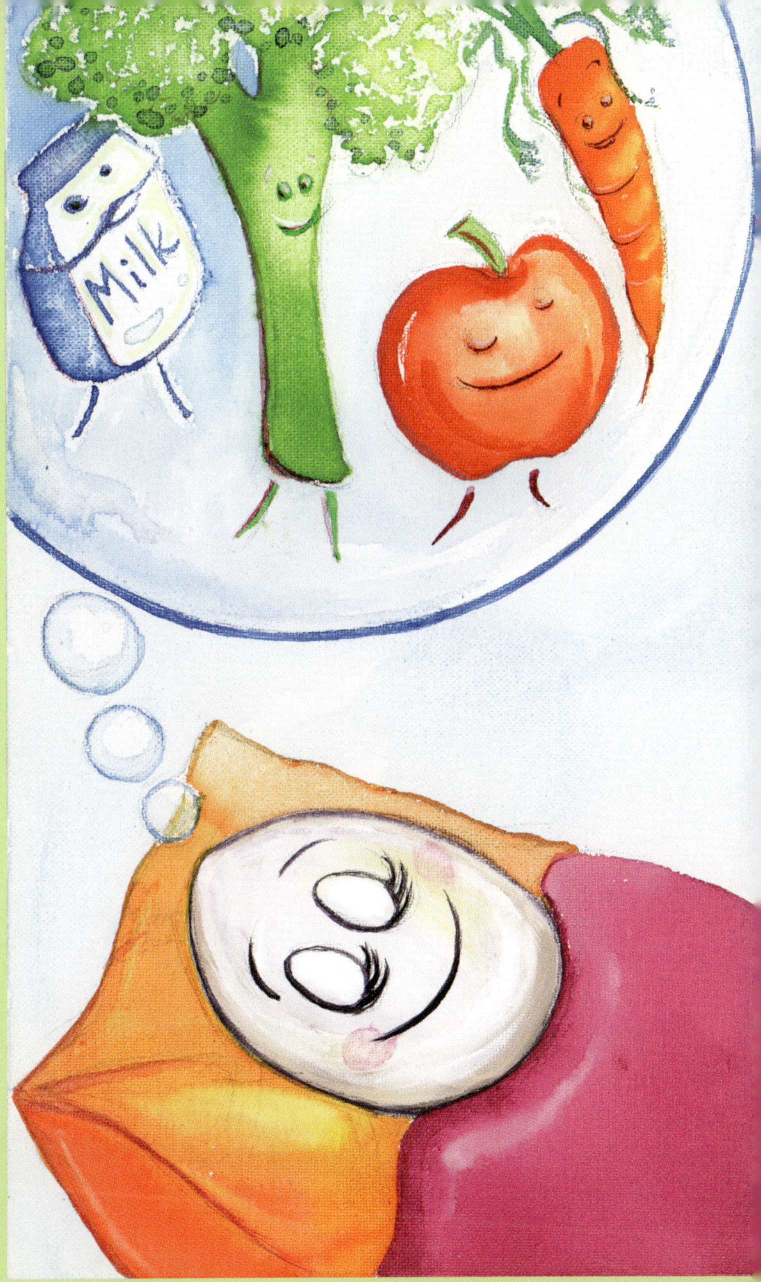

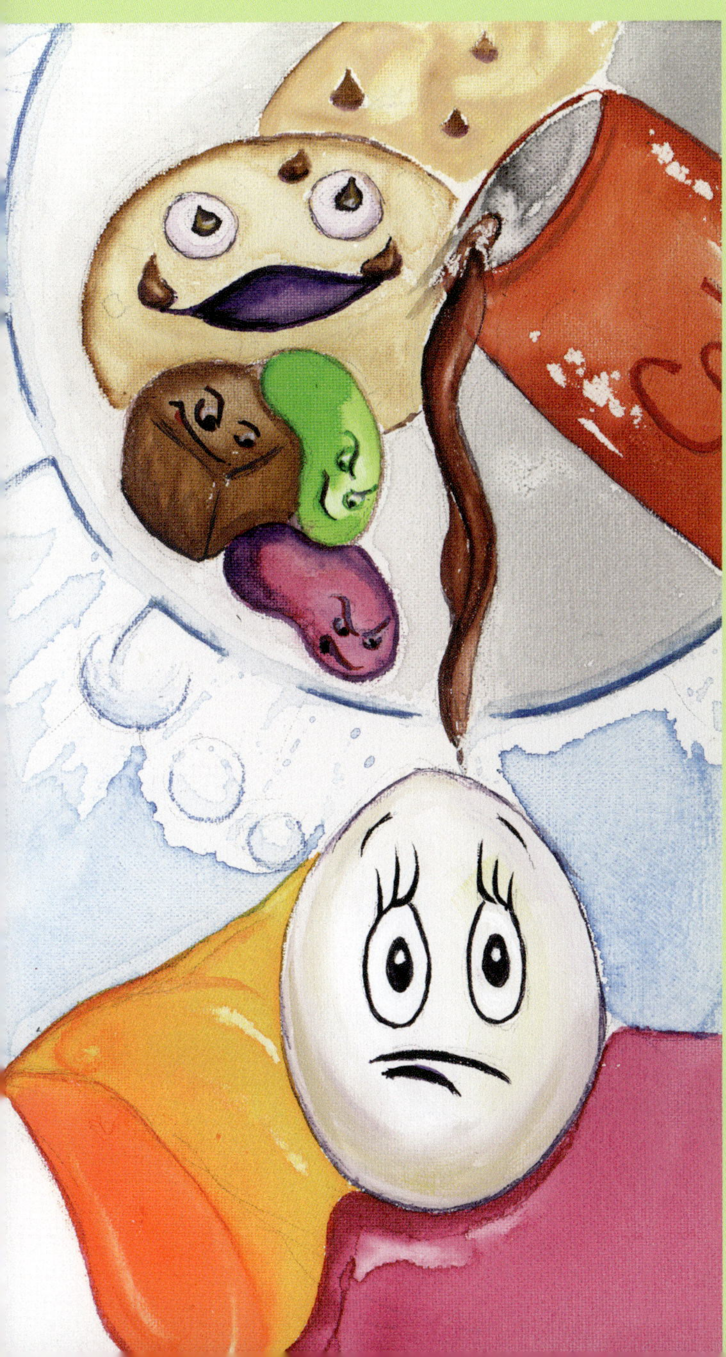

もしあんまり
健康的《けんこうてき》じゃない
食べ物とか飲み物が
ぼくらのところに
やってきたと
してもね」

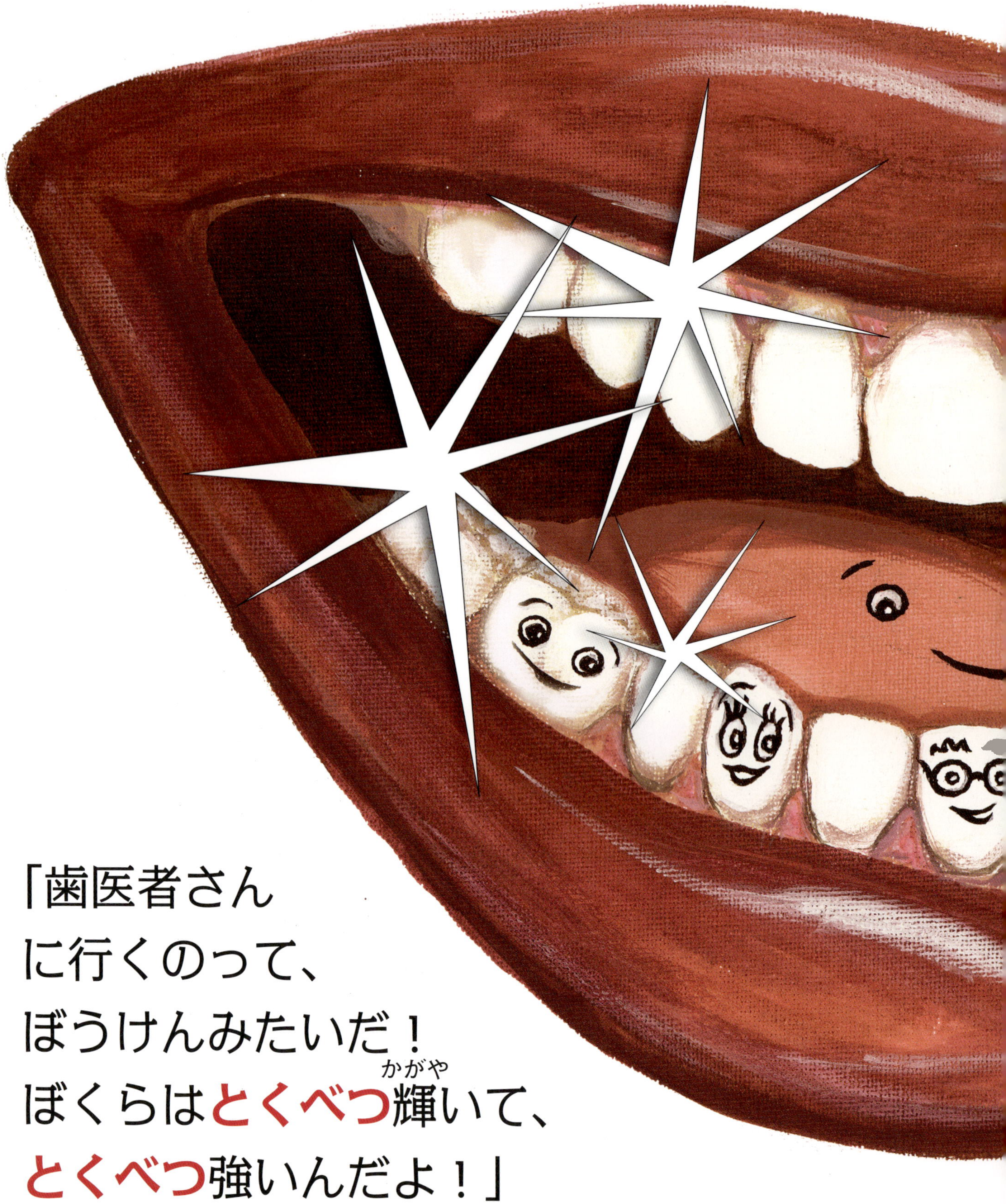

「歯医者さん
に行くのって、
ぼうけんみたいだ！
ぼくらはとくべつ輝《かがや》いて、
とくべつ強いんだよ！」

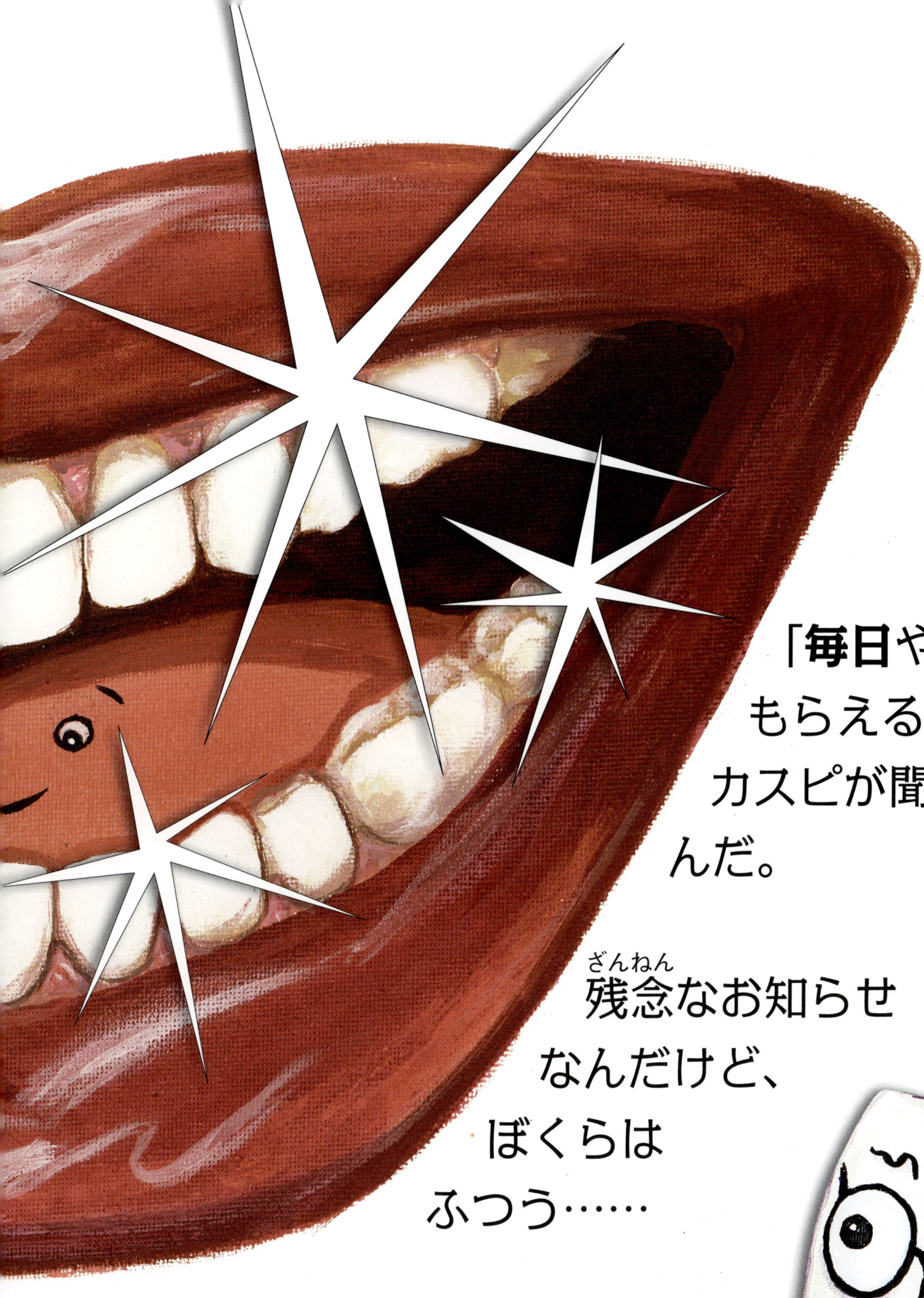

「**毎日**やって
もらえる？」
カスピが聞いた
んだ。

残念《ざんねん》なお知らせ
なんだけど、
ぼくらは
ふつう……

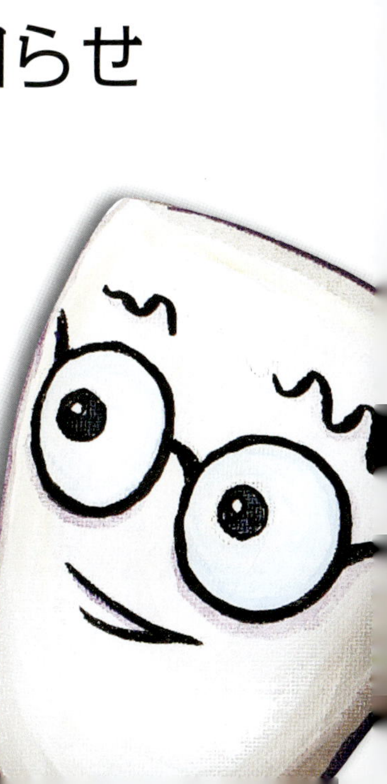

6か月に一度しか
やってもらえないんだ！

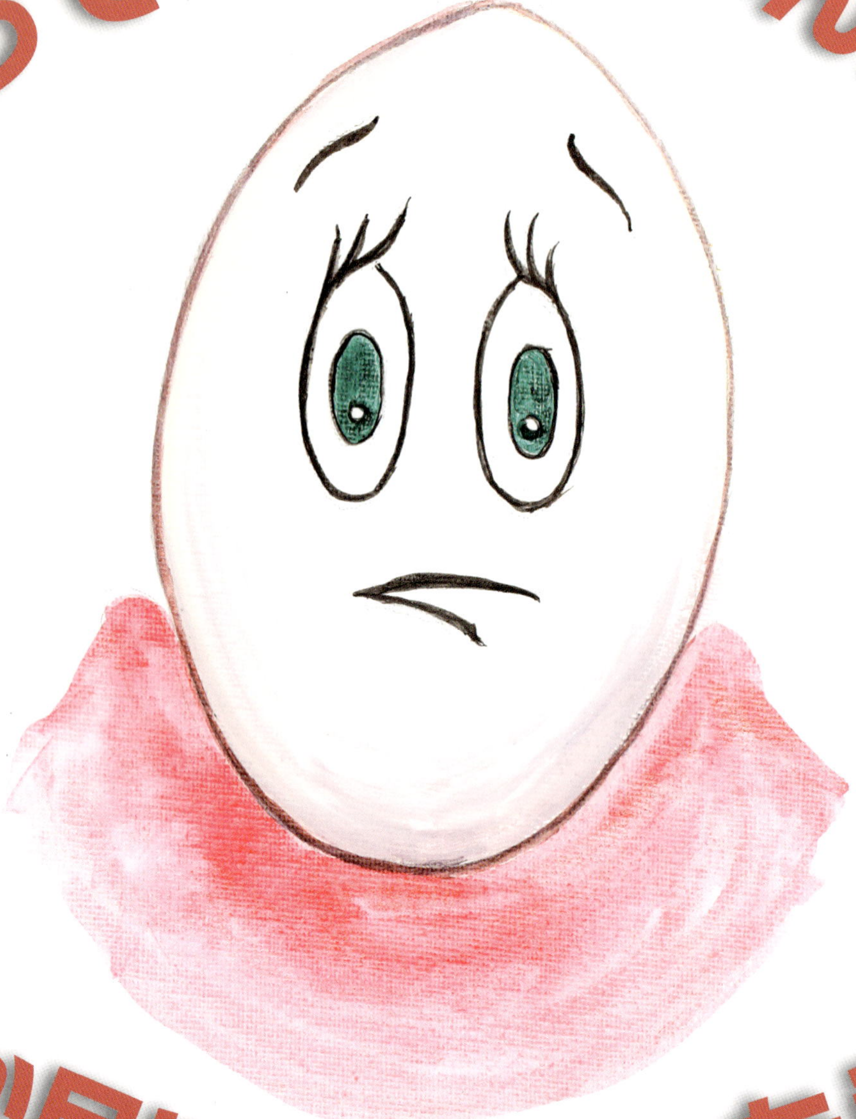

3か月に一度だったら、
もっといいのになあ。

つぎに歯医者さんに行くまでの間、これらのヒントがぼくらを健康的にそして強くしてくれるよ！

歯のおやくそく

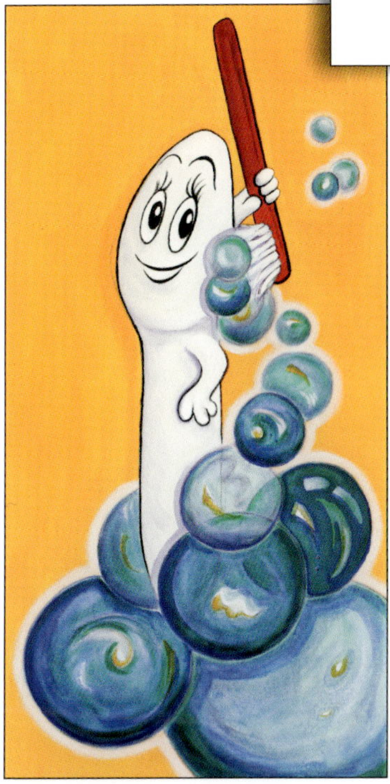

朝ご飯のあとと寝る前に
歯をみがこう

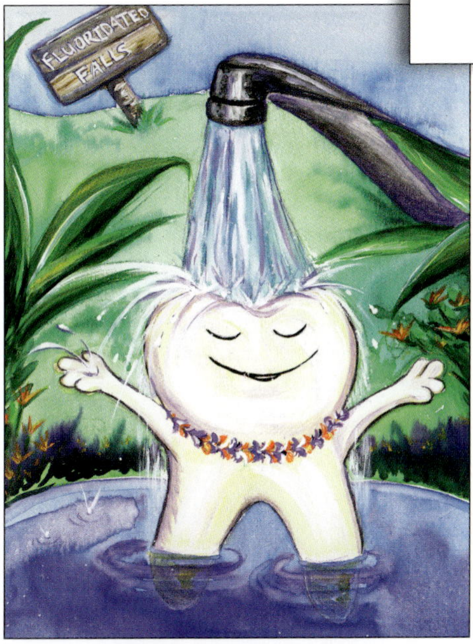

食事と食事の間や
食事と一緒にもっと水を飲もう

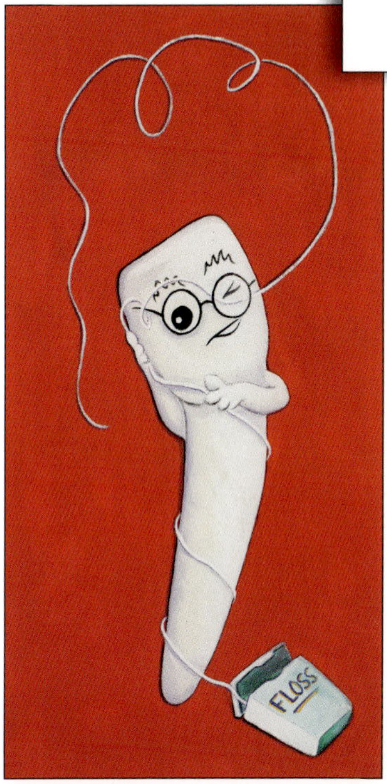

大人に手伝ってもらって、
デンタルフロスをしよう

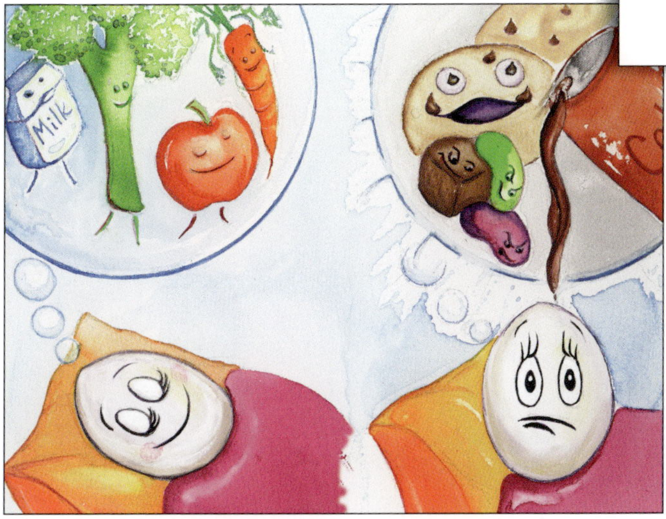

もっと健康的な食べ物を食べて、
お菓子やジャンクフードは少なめに
（1日に3つ以下のおやつ、そして健康的なものを選んでね）

定期的に歯の検診に
行きましょう

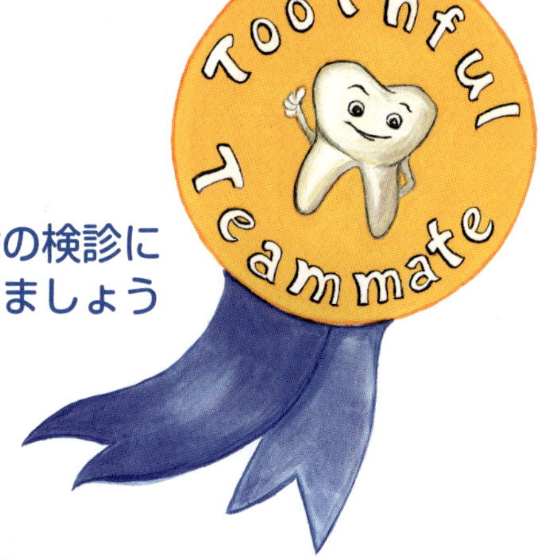

あなたのサイン ＿＿＿＿＿＿＿＿＿＿＿＿

日にち＿＿＿＿＿＿＿＿＿＿＿＿＿＿＿＿

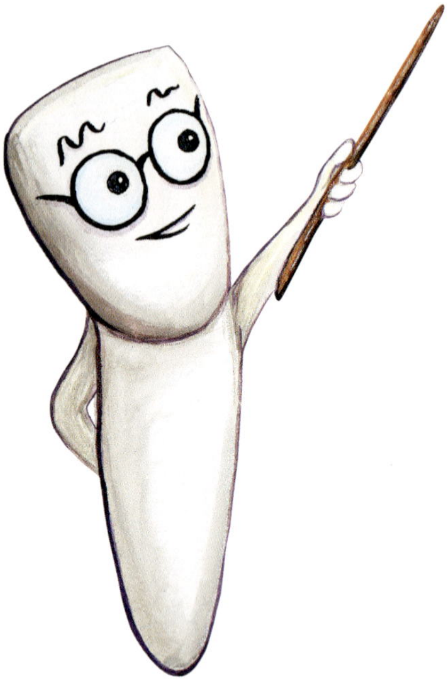

きみは今日、とてもすばらしいチェックアップ

をうけたよね！イエーイ！

そして、毎日なにをすればぼくたち歯を健康に

たもつことができるかわかったはず。

からだにいい食べ物を食べて、水をたくさん飲む、

そして歯をみがいて、デンタルフロスをする――

そんなにめんどうなことじゃないよね！

おやつや甘いものを食べるのを

少しがまんするんだ。

ぜったい食べちゃいけないっていってるんじゃ

ないよ……ちゃんと歯のケアをしてね。

ぼくたち歯はきみといつまでも一緒だよ！！

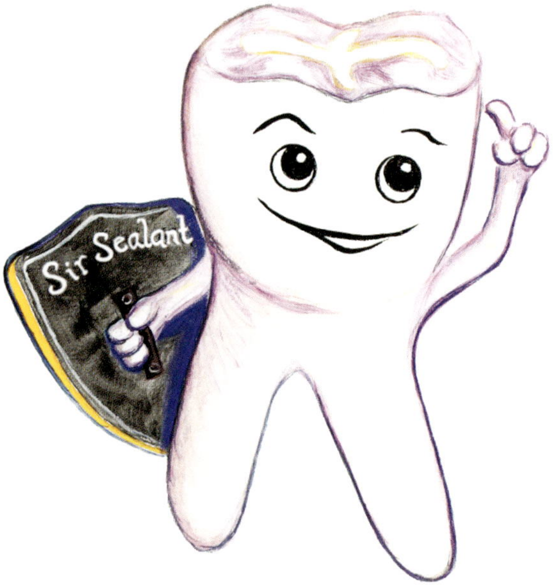

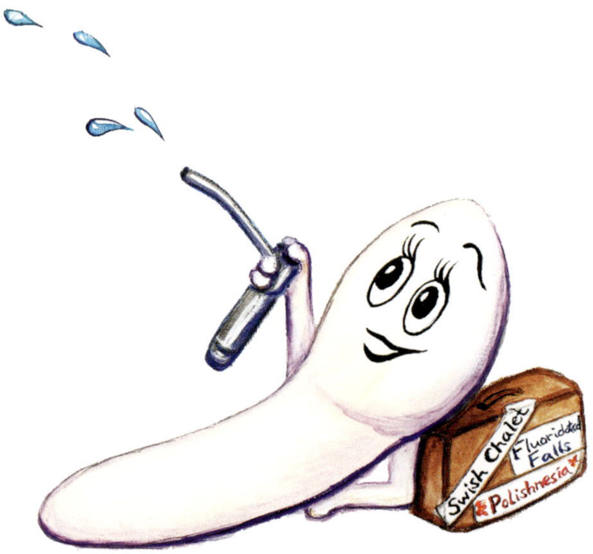